"博学而笃志，切问而近思"

《论语》

"正其谊不谋其利，明其道不计其功"

《春秋繁露》

复旦大学上海医学院人文医学核心课程系列教材

总主编 桂永浩

医患沟通临床实践

Doctor-Patient Communication and Clinical Practice

陈世耀 马 昕 主 编

复旦大學 出版社

复旦大学上海医学院人文医学核心课程系列教材
本书编委名单

主　　编　陈世耀　马　昕
副 主 编　高　虹　黄一沁

编　　者（按姓氏笔画排序）
　　　　　马　昕（复旦大学附属华山医院）
　　　　　王宏胜（复旦大学附属儿科医院）
　　　　　向　阳（复旦大学附属华山医院）
　　　　　刘　晔（复旦大学基础医学院）
　　　　　杨　柳（复旦大学上海医学院）
　　　　　李　蕾（复旦大学附属中山医院）
　　　　　吴　彦（上海市精神卫生中心）
　　　　　冷海燕（复旦大学附属华山医院）
　　　　　张　艳（复旦大学附属华东医院）
　　　　　张　静（复旦大学附属中山医院）
　　　　　陈世耀（复旦大学附属中山医院）
　　　　　胡　敏（复旦大学附属中山医院）
　　　　　高　虹（复旦大学附属中山医院）
　　　　　涂彦渊（复旦大学附属华东医院）
　　　　　黄一沁（复旦大学附属华东医院）
　　　　　蔡亦蕴（复旦大学附属华山医院）
　　　　　薛　渊（复旦大学附属中山医院）
　　　　　戴晓敏（复旦大学附属中山医院）
学术秘书　张　瑞（复旦大学附属华山医院）

复旦大学上海医学院人文医学核心课程系列教材
编写委员会名单

总主编　桂永浩
编　委　（按姓氏笔画排序）

王国豫　尹　洁　左　伋　伍　蓉　孙向晨

严　非　汪　玲　陈世耀　季建林　查锡良

姚　军　钱睿哲　徐丛剑　高　晞　董　健

总秘书　刘　雯　梁　进

F总序
Foreword

2019 年是新中国成立 70 周年，新中国的卫生健康事业和医学教育事业也走过了 70 年的光辉历程，即将开启新的历史起点。在这新的发展时期，医学教育也应有新的内容和要求：站在适应中国特色卫生健康事业发展的高度，以更开阔的视野，紧紧围绕世界一流大学建设目标，培养满足"新时代"需要的卓越医学人才。

习近平总书记在全国高校思想政治工作会议上强调，要把思想政治工作贯穿教育教学的全过程。理想信念教育和价值观引领是培养有社会责任感的优秀医学人才的核心任务，而医学本身是一门充满了人文精神的科学。为此，复旦大学上海医学院以立德树人为根本，将人文医学教育和思想政治教育有机融合，发挥课程思政的育人功能，合力打造体现"全复旦、全进程、大医学"为特色的人文医学核心课程群，围绕健康中国国家战略，融合学校优质学科资源，贯穿整个医学教育全程，医教协同培养不仅会看病而且守初心、铸信念、重责任、强人文、有大爱的卓越医学人才。然而目前我校人文医学课程建设中教材建设相对落后，缺乏系统性，对全面提升人文医学的教育水平形成了一定的制约。因此，上海医学院决定进一步发挥复旦综合性大学的学科优势，编写一套人文医学核心课程系列教材，确保医学和人文内容的融合，并推动人文医学课程和临床医疗实践的结合，形成特色鲜明的"课程建设、实践基地、理论教材"三位一体的复旦上医人文医学教育新体系。

本套教材以"新时代"人才培养的教学需求为目标，利用复旦大学优质思政、人文、社科的学科资源，临床医学和基础医学的厚实专业基础，将人文思政教育与医学专业教育充分的融合编撰而成。包括《医学导论》《医学与历史》《医学伦理学》《医事法学》《医学心理学》《医学哲学》《医学人类学》《医患沟通临床实践》《医学社会学》等。内容涉及医学起源与发展史、传统医学与现代医学交互；介绍医学在实践中的政治、社会与文化属性，医学人类学在医学发展中的作用；医学生的职业素养和医患沟通的正确模式与技巧；心理评估与心理治疗的基本技能，以及运用心身关联理念诊治疾病的能力；医学进步所带来伦理道德与法律问题；医学哲学的思维融入实践问题以及如何用于分析和解决实践问题的能力培养。

　　本套书由从事基础医学、临床医学、公共卫生、生物学、历史学、法学、哲学、社会学等学科研究和教学的专家参与编写，旨在充分体现人文医学精神和职业素养融合的培养目标，使之成为一套系统的、适合医学生及住院医师学习的完整的人文医学教材。但初次编写这样一套教材，难免有很多不足，希望同道和学习者在阅读后提出宝贵意见，以便日后进一步完善。

桂永浩

从医之道

医学人文教育，在当今医患矛盾愈演愈烈的社会环境里，明显呈现出其在医学教育中的薄弱地位。掌握专业知识并不意味着具备临床沟通技巧。自古以来，悬壶济世的高度期许，仁心仁术的感恩之心，在医学专业技术知识飞速发展的今天，日趋淡薄。救死扶伤是否是医学的唯一使命？在生物医学模式向生物-心理-社会模式转变的今天，医疗改革进一步深化，民众对医疗服务的要求和对医师的要求越来越高。让医学回归人的本质，提高医师的素养成为其中最为关键的环节。医患沟通技能的重要性日益凸显。善于沟通能够获得患者的配合和支持，赢得患者的理解；掌握医患沟通的技巧，予患者以足够的尊重，对生命保持敬畏之心，能够增加患者对医疗机构的信任，提高患者的满意度和回访率，增加对医师的信任和理解，提高依从性，反馈提高疗效，促进医患关系的良性发展。

医患关系的确立是基于一定的法律事实产生的特殊契约关系，需要有医患双方的主体存在，为患者选择其信任的医疗机构和医师，是基于双方自愿和经协商的，是患者自愿地寻求医师而医师有意为其提供服务。近年来，我国医疗卫生领域立法加速，出台了一系列规范医师和患者关系行为的相关法律法规。但由于立法者对具体医疗问题缺乏了解，大多法律法规过于笼统和模糊，可操作性不强；法律对诸多热点问题规定不清，医患关系的法律属性问题仍是卫生法学争论的焦点；涉及医患关系的法律法规数量众多，却难以适应当今医患关系的发展，不利于维护医患双方的共同权益。随着我国法治建设不断推进，在医患关系中，民众的法律意识、维权意识逐步提高，但是大多数医务人员仍停留在专注医疗技术的提高，而忽视对医事法律知识的了解，法律意识淡薄。诊疗过程中容易忽视甚至侵犯患者的隐私权、知情同意权等，这些因素都成为引发医患矛盾的潜在因素。

当患者忍受着病痛，长途跋涉，怀揣着心中最高的期望来到你面前时，你的眼神，你的每一句话，都影响着他对自己病情的理解，稍有不慎，就会将之前历尽千辛、洒尽万金的所有怨怒发泄在你身上。 没有考虑患者的感受，没有有效的沟通，没有人文关怀，你就很有可能成为让他希望破灭的那一站。 在如履薄冰的医疗环境里，医患矛盾突出甚至日趋恶化，伤医事件频发，患者对医院、对医师不满意的现象普遍存在。 诊疗量过多、工作负担过重、投入与收获严重不平衡的工作环境让大多数医务工作者只顾速度，只追求技能，而忽视了患者的感受，缺少了对生命的敬畏，让医患关系愈发紧张恶化。 医师与患者信息不对称，每一次的病情变化牵动家属紧绷的心弦，到位的沟通和及时的处理才能获得患者及家属的信任和信心。 厚厚的医学文书并不能在短短的几分钟内使患者或家属充分理解并遵循最佳的决策，在看不懂的纸上签上自己的名字更多的是基于对医师的信任，将自己的生命全权托付。 每个人的医学素养就像水中漂浮的一座冰山，水面上露出的尖角代表着知识和技能，而水面下巨大的山体如动机、特质、态度、责任心等，这些才是决定行为的关键因素。 临床医师需要水下90%的医学人文知识的沉淀，才能托付起自己10%的知识成就和临床技能。 患者口中医师的"不近人情"和医师口中患者的"不可理喻"是医患关系中同理缺位和无效沟通的结果，我们感慨之余开始重新审视医学的初衷。"偶尔去治愈，常常去帮助，总是去安慰"，医学从来就不是一门纯粹的科学，更是一门艺术。 尽管我们改变不了社会环境，但是，学会倾听，学会共情，成为一名"有温度"的医务工作者多么重要。

本书由工作在临床一线、在临床及教学均有丰富实践经验的医师编写。 他们来自内、外、妇、儿、精神科等各科室，力求内容实用，贴近临床。 全书分为16个章节，第一、二章为总论，分别从医师和患者的角度介绍了医患沟通技能的基本要点。 第三至十六章为分论，介绍了医患沟通中各种要点和难点，如敏感问题、儿科沟通、情绪问题患者、急症患者、传染病患者、精神异常患者等。 每章均有理论介绍、沟通要点、具体案例及示范，尽力将理论与实践相结合，图文并茂，生动易读。 章后附思考题，方便读者进一步延伸思考。

本书适合医学生及住院医师，方便他们在初接触临床时在头脑中形成医患沟通的正确模式，并在接下来的临床实践中不断提高。 在编写过程中，本书也得到了住院医师的反馈意见，在此致以感谢。 医患环境的改善要靠一代代医师的努力，希望这些未来医学事业的中坚力量能从这本书中有所收获。

本书主编审阅全书，把握方向。 章节负责人高虹、黄一沁、蔡亦蕴、冷海燕、涂彦渊、向阳、王宏胜、李蕾、戴晓敏、吴彦、杨柳、张艳、胡敏、张静、薛渊医师在各章节内容的书写和审稿中做了大量工作。 学术秘书张瑞医师认真负责地参与整个编写过程，协调、组织本书编写。 插画师安安为本书配图。 在此一并表示感谢！

由于编写时间短促，加之编者水平所限，书中难免有不完善之处，祈盼广大读者不吝指正。

陈世耀　马　昕

2019 年 11 月

C目录
Contents

第 一 章 基本医患沟通技能

在每位医师的行医生涯中,大约会经历20余万次的医学会谈,这些医学会谈包括问诊、病情解释、与患者讨论治疗计划、进行医疗咨询等。有效的医患沟通能够提高诊疗的效率,如患者的依从性、复诊率、满意度、对医师行为差错的宽容度,并减小医师自身的工作压力。随着生物医学模式转变为生物-心理-社会医学模式,以患者为中心的诊疗模式已经成为医患关系的主旋律,但绝大部分的医患沟通过程都或多或少的存在问题,其中患者和医师各自存在不同的动机和原因。

沟通技能可以通过反复训练获得,但一些医学生和医师似乎天生就更容易与患者沟通。行医初期,年轻医师会发现为比自己生活阅历丰富的患者看病是件很困难的事,涉及一些敏感问题(如性行为)时也很难启齿。随着工作压力加大,疲劳、焦虑及占据头脑的其他事情都可能会妨碍医师与患者的沟通。因此,要认识到这些限制因素很难完全消除。

偏见也是自身局限性的一部分,不要让偏见妨碍与患者的沟通,即使有一些不合情理的事情出现。例如,老年女性患者持续出现似乎没有体格检查及影像学检查支持的症状时,也必须严肃对待,不能对患者嗤之以鼻或置之不理,甚至嘲笑或者斥责患者。

为实现顺利的医患沟通,必须要解决医师自身的问题,包括以下几点。

(1)在沟通技能方面受到的训练不足。即本章节主要叙述的内容,如何通过类似体格检查的行为训练,使医师掌握正确的应对策略。

(2)对自己的沟通能力缺乏信心。医患沟通时,医师往往处于掌控者的位置,这需要丰富的医学知识,冷静的头脑及足够的自信,才能给予患者安全感。一旦医师对自己的沟通能力缺乏信心,不是让患者盲目取得沟通的主动权,就是变相地通过给患者造成伤害来树立自己的权威。但是,足够的信心并不是天生的,需要通过训练积累丰富的经验,才能够正确地进行医学会谈。

(3)性格特征。很多医师在不良医患沟通的过程中会抱怨,因为自己的某些性格特征引起患者的不满意。但其实作为沟通的主要参与者,医师是具有职业人格的一种职业。多项研究表明,个人的性格特征对于医师的职业经历影响不大,而是否能够控制自己的情绪,既保持理性的思维,又能够对患者抱有同情心才是最重要的。

（4）身体或心理因素。多个医学沟通的指南或者指导手册都提到过,在医患沟通之前,医师的自我调整和准备非常重要。自身身体的不适不但会产生不良情绪,同时也会影响患者的情绪,疼痛、眩晕、里急后重或者尿急的感觉都有可能造成沟通效果不佳。过度疲劳,睡眠不佳,情绪不良都有可能是下一次医学会谈失败的隐患。

由此我们可以看到,对于失败的沟通,我们并不可以用所谓的"本色",即个人性格来解释。如基础知识、体格检查和临床思维能力,沟通技能与前三者共同构成了重要的临床技能的要素。既然是技能,就如同体格检查的每个步骤,沟通技能也是可以被分解和习得的。本章将就临床医师常用的沟通技能结合一些案例展示进行教学。

沟通技能分类的方法有很多,有的是按照技能的行为属性分类,如语言类技巧、非语言类技巧和共情。也有的按照行为目的进行分类,如提问、明确目的、谈话、体格检查。同时许多的测评量表由于评分的时间顺序必须符合沟通的顺序,因此目前更多的技能分类都是按照沟通的时间顺序来进行分类的,从会谈准备和开始会谈,到信息采集阶段,然后是对患者问题(包括诊疗计划)的解释及与患者构建融洽的关系,最后是结束医学会谈。无论是《SEGUE 量表》,还是《Calgary-Cambridge 指南》均采用这种结构模式。因此,本书关于医患沟通最基本的技能也将依照沟通中的时间顺序展开。

医患沟通时,医师不但需做到行为正确,更重要的是构建与患者的良好关系。与患者建立互信关系似乎是所有关于医患沟通的评价及教学体系中必不可少的一部分,不同的是有的把与患者建立良好关系作为医患沟通的额外部分,或者作为单独的评价体系来完成,而有的却希望在医师问诊或咨询的同时,自然而然地构建起良好的医患关系,通过一定的沟通技巧来赢得患者的信任。因此,我们按照普通的沟通结构把医患沟通的过程分为几个阶段,即开始会谈、病史采集、解释和计划、结束会谈。并且由于医学会谈的专业性质,尤其是门诊问诊的过程,传统医师的目的就是完成基本结构的病史书写或记录,因此我们还将把如何在问诊的同时构建良好的医患关系单独作为一个部分来阐述(见第二章)。

与患者建立的良好医患关系及在问诊或其他医学访谈中体现沟通技巧的关系可见《Calgary-Cambridge 指南》的示意图(图 1-1)。这一结构最早在 1983 年由里卡迪(V. Riccardi)和库尔茨(S. Kurtz)提出。

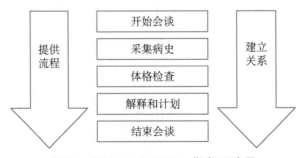

图 1-1 《Calgary-Cambridge 指南》示意图

可以看到,建立关系原则上是可以在正常医学访谈的进行过程中完成的,在时间上并不需要额外的"与患者搞好关系"或者"寒暄"的时间。把建立关系独立出来,是为了对应不同层次医学生或医师的沟通技能学习中不同的需求。一开始熟悉问诊的基本结构,保证能够牢牢掌握需要采集的病史内容,同时学习观察患者情绪,做出正确的判断。当这一切熟练之后,就能更容易地建立良好医患关系,取得患者信任。

下面就让我们来逐一介绍比较重要的基本医患沟通技能。

一、开始访谈

(内科门诊)

医师:您好,请坐! 我是黄医师。请问您是×××吗?

患者:黄医师您好! 是的。

医师:请问您有什么不舒服吗?

患者:我前几天来看过的,肚子痛,上次看病的病历本和化验结果要看吗?

医师:那最好了,请拿给我看看。

以上是一个在门诊接诊患者的常规开场对话。好的开始是成功的一半,良好的开端是建立和谐关系、顺利完成医疗任务的基础。本段就医学会谈开始阶段的沟通技巧进行讲述。

医学接诊根据内容来分类包括问诊、入院指导、病情告知、诊治方案讨论、术前谈话、出院前指导、会诊等。根据就诊地点,如门诊、急诊、病房、检查室、手术室,或者对话双方的熟悉程度,开始会谈对话方式也各有不同。如在急诊室,医师可能直接询问:"您好! 你有什么不舒服?"碰到熟悉的患者,可能直接打招呼:"李伯伯,您来啦? 出院这1个月情况怎么样? 看着您脸色红润,精神不错啊!"当然开场对话也需要根据对象的不同随机应变。例如,直接问候:"您好?"在某些精神疾病门诊,患者可能会直接回答:"好什么好,好我就不会来看病了。"

开始对话的目的包括:①构建最初的和谐氛围;②明确就诊(咨询)的目的;③了解对话对象的情感状态;④与对话对象发展合作性关系,使其能参与合作过程。具体技巧如下。

1. 表现尊重和兴趣 医患交流从开始就需要逐步建立良好的关系,这种行为的重要性需要反复强调,也最容易被忽视。医师应该表现出对患者有兴趣,使用关心、尊重且恰如其分的非语言行为,这对建立合作关系非常重要。

建立信任和发展关系,也会促进会谈展开时有效而准确的信息交流。这一技巧应该贯穿于整个医患交流的过程,但在开始访谈时我们往往急于进入主题而忽视了这种良性关系的建立。

2. 确定及确认患者的诉求,倾听不打断首次陈述   在建立了初始的融洽氛围之后,下一步就是要确定患者求诊想要解决的问题。他们对求诊的期待是什么?今天为何而来?医师需要搞清楚患者真正想要提出的问题,也要向患者解释他们的看法。有研究表明,几乎所有患者都有特定的提前准备的问题要问医师。几乎一半的患者有特定的问题要问医师,55%的患者想要获得特定的治疗,60%的患者对问题的成因有他们自己的想法,而40%的患者对于他们的症状有特别的担忧。毋庸置疑,患者是带着他们的期待来看医师的。也许这些想法看起来非常幼稚、不值一提,但是实际上却比我们想象的复杂得多。如果医师经常不去探究患者希望讨论的问题或话题,往往会发生医师和患者在求诊结束后对主要问题的性质意见不一致等情况。事实上,医师在求诊初始阶段的行为和方法会对沟通的其他部分产生深远的影响,不仅会造成沟通的结构和时间的差异,而且还会造成他们实际所讨论的问题的不同。如何做到了解患者的就诊目的呢?有关键的两点需要注意:倾听和明确目的。

(1)倾听。大量的研究指出,大多数医师不是好的听众。医师经常在患者完成开场陈述之前打断患者,平均沟通时间仅有十几秒,只有一小部分患者认为完成了他们的开场陈述,绝大多数的患者陈述被打断,医师获得话语权。另一些研究却告诉我们,在患者结束陈述之前,医师等待的时间越长,所引述出的主诉就越多,允许患者完成开场陈述会使后期出现的问题明显减少。

在与患者交谈的过程中,患者会对认真听他们叙述的医师心存感激,并对医师的提问给予正面的回应。倾听是沟通过程中最重要的组成部分之一。但是,主动的、有效的倾听也是最难掌握的技能之一。倾听并不是在"浪费时间"或者"坐在那里无所事事"。有几个特殊技巧可以帮助医师发展专心倾听的能力。

1)给予回应时间。患者的反应并没有医师想的那样快,尤其是那些文化层次低、年龄过大或者过小、伴有情绪障碍或者疾病本身引起的听力、反应力减退的患者。医师提出问题后给予患者足够的思考时间,这段时间从1～3秒不等,等待的同时报以有效的目光接触,能够使患者提供更多的信息,这样也能使医师从焦躁的情绪中解脱出来。

2)非语言技巧。在第二章我们会详述如何使用非语言技巧。在倾听的过程中,使用正确的非语言技巧,能让医师在不打断患者的情况下,直接向患者传递对他们的叙述感兴趣的信号,更有效地鼓励他们讲述故事。

3)提取语言和非语言信息。另一个重要的倾听技巧是提取患者的语言和非语言信息。医师通过仔细观察来了解患者的所想、所忧和所期,而这些情绪经常不是通过语言讲述出来的,而是通过非语言表达出来的。这些信息经常从患者进入讲述就开始表达了,所以医师要从访谈之初就予以特别的关注。而现实情况下,医师们或许完全漏掉了这些信息,或者假定自己明白了患者的意思,并且这些内容在访谈当时或后期不会去向患者进行核实验证。

专心倾听而不打断那些对自身的健康有疑问并且表达不清的患者也非常有帮助。

给这些患者一点空间，让他们有时间弄清楚他们到底希望和医师讨论什么或者怎么表达。这样，医师接下来的工作也将更顺畅，患者的满意程度也会大大提高。值得注意的是，并不是所有的患者都有鲜明的议题，他们可能没有确切的想法或者没有明确意识到自己想要表达什么，这个时候，医师的倾听能够帮助患者和医师双方厘清患者的要求。

把第一段话讲述的时间留给患者，医师只专心倾听和使用辅助性的语言，而不是直接主动提出问题。倾听，而不是即刻转移到一系列关于采集病史的问题，可以使医师实现更多的目标。虽然实际上只需很少的时间，但若能智慧地利用好接诊或者询问的最初时刻，就会获得丰厚的回报。

（2）明确目的。医师倾听的主要目的是想从患者那里获得信息。患者表述和传递信息可能并不准确，因为每个患者都依据自己的认知、记忆和理解不自觉地修改了所传递的信息。在获取信息的过程中，医师会倾向于赋予听到的信息以主观的意义，以使其适应自己以往的经验或经历。那么，如何做才在获取信息的过程中将信息有效地编排并精准地理解呢？可能的方法包括以下。

1）适时地做些记录。对于数据或者客观信息，不建议花费更多的精力去记忆，可以随手记录这些数字、地点、时间或者名称。

2）要求说话人重复或澄清没听清或没听懂的话。医师的倾听是需要投入精力进行理解的，但有些患者的表述很难在第1次就被医师理解，那么要求他重复或者进行澄清就是很有必要的。

3）通过重复或总结核实获得的信息是否准确。阶段性的信息采集后，医师可以进行一个小结，重复和总结刚才所获得的信息，这个过程既可以保证最终信息的准确性，明确患者的需求和目的，同时也让患者明白医师在认真倾听，获得被尊重的感觉。

二、采集病史

19 世纪的法国医师雷奈克（R. Laennec）说："倾听患者的诉说，因为他们在向你提供诊断的证据。"这句话强调的就是病史对做出诊断的重要性，研究也证实了这一观点。研究发现，在 80 名患者中，有 66 名患者，医师只根据其病史就做出了正确的诊断，只有 7 名患者在体检后改变了最初的诊断，另有 7 名患者在拿到检验结果后改变了诊断。由此可见，正确、详实的病史对于医师快速做出判断至关重要。

医师经常会被要求"向患者采集病史"，此话表明这一过程是单向的，即从患者到医师，患者的信息就像是已经成熟的果实，医师仅仅需要一些技术去获得即可。但是我们现在知道医师的行为（如肢体语言、提问和倾听方式）会影响患者讲述问题的方式。所以医师应当学会得到病史而非采集病史，病史就像是一块块的拼图，医师获得以后，主动将其放置在正确的位置并进行关联。如果通过学习和实践获得了良好的沟通技能，就会得到更加准确和相关的病史。而不是依照经典的病史结构来"采集"。病史结构包括：
①患者的基本信息；②主诉；③现病史；④系统回顾；⑤既往史；⑥个人史；⑦家族史。

1. 开放式和封闭式问题　从病史结构可以看到，如果本着让患者讲述的倾听原则，有些信息是患者无论如何都不会讲述的，那么必须要有一套直截了当的提问方法来获得医师所需要的信息。这就是开放式问题和封闭式问题的提问方法，也就是病史采集中使用的最重要技术。

那么哪些问题是可以用开放式的问题提出的呢？那些能够引出患者叙述自己的故事或者可以获得患者的情感感受的问题。医师的倾听很重要，无论是在信息搜集阶段，还是在病情解释阶段，都需要倾听。但是在开始倾听之前，如果能够将患者引导至正确的方向，要求患者就每个问题给医师更进一步的信息，就能提高诊疗效率。在探讨问题的起步阶段，使用开放式提问而不是封闭式提问技巧，显然好处颇多。

医师：谈谈您的头痛吧。

这样的提问远远优于下面的问法。

医师：您提到头痛？具体是哪个部位痛？

用开放式方式搜集信息时，一个特别有效的方法是"患者的叙述"，即鼓励患者一开始就用自己的语言讲述自己的问题。

医师：从头和我讲讲所有和头痛有关的事吧。

这是一个了解患者的患病经历的自然方式，并按有序的方式收集到全部您所需要的信息。这种方式让患者按照时间顺序对医师讲述，很像是患者在和一个朋友讲述患病过程。其实，患者通常在来就诊之前，就已经和几个朋友讨论过他们的病情。这种方式好处多多：①从医学的角度看，这可以让医师在问诊之初就能很清楚地把握事情发生的顺序。这是生物医学(病史)观点的重要成分，能提高诊断的准确性；②请患者按时间顺序讲述病史，也是可以提供组织性框架的，并且可以排除医师的主观看法，更有利于进行临床推理；③使患者和医师更容易将病史中的细节牢记于心。相反，应用封闭式提问来引出事件发生的时间顺序会非常困难。这可以解释为什么病史中有价值的部分时常会被忽略。

而涉及患者个人信息、系统回顾或者疾病的鉴别诊断的阴性症状时就需要进行封闭式的提问了。这些封闭式提问的目的是发现与疾病和患者相关的重要症状。这些症状可能被患者忘记或忽略，因为它们可能与现有不适不相关。关于这部分内容，在学习的最初阶段，医学生会感到有困难。首先是因为很难记住所有要问的问题；其次，他们担心患者可能怀疑这些问题的必要性或是难以理解相关性，并可能对大部分问题给出负面的回答。克服这些困难的方法是：①使用帮助记忆的工具，比如在一张小卡片上记下问题，在问诊时进行参考；②在介绍这一部分问诊时，可以这样说："现在我要向您问一些相关疾病的问题。"

2. 辅助性应答　辅助性应答是一组特定技巧,以回应声和重复为主。主要在沟通中后期使用,一般不在医学访谈的开始阶段应用。在访谈开始时,医师的目的是对患者的整体情况形成一个尽可能广泛的观点,然后才是对某些问题进行深入细致的探讨。此时过早应用辅助性应答可能会产生反作用,用在访谈一开始可能会造成患者思路的打断。

当医师开始进一步的信息采集时,就能采用辅助性回应了。当医师想鼓励患者,对他们的每个问题都进行更深入的讲述时,重复(随声附和)、重述和解释等技能非常有用,能够让患者觉得医师依旧对自己的病情感兴趣,同时,关键问题得到辅助性应答也是一种鼓励。中性的辅助习语,比如"哦""然后呢""是""嗯",或者"明白了"等,可以鼓励患者沿着他们自己的思路继续叙述。

3. 澄清的技巧　澄清一些模糊的或者需要进一步深入探索的语言信息,是一种重要的信息采集技巧。在对开放式问题进行最初的辅助性回应之后,医师们需要促使患者的叙述更准确、清晰和完整。患者的叙述可能常常有多层意义,重要的是要确认他所指的是哪一个。

澄清本身常常是开放式的,如医师说:"您能解释一下头晕是什么样子吗?"也可以是封闭式的,如:"您说的头晕是好像房子在旋转那样吗?"

如果患者在叙述病史时没有说明重要事件发生的必要信息,比如时间,就必须追问。如果不能确定事情发生的正确的时间顺序,也需要向患者核对。为了增加准确性,就要学会给自己的问题框定一些信息范围,比如时间、具体处理方式、位置的描述或者数字的确定。

4. 定期总结　医师采集的病史等信息需要准确。定期总结是一种高度有效的方法,可以检验我们是否正确地理解了患者,使患者肯定医师已经理解了他们所说的话,并纠正误解。这种方法能够确保医患双方在共同的基础上获得相互理解。定期总结可以比喻为:两个设计者就同一个作品的草稿来来回回反复讨论,直到双方都满意为止。记住要从疾病本身和患者体验两方面来总结患者的陈述。这种总结有助于满足前面所述的会谈这一阶段的两方面目标:①探讨并理解患者的看法,从而理解病患对于患者的影响;②探讨生物医学观点或疾病框架,从而得到充分的"专业知识"。总结可以告诉医师是否真正"搞懂了"患者。如果医师之前的理解是正确的,那么患者会用语言或非语言性的赞同来肯定医师的描述。但是,如果医师理解得不准确或不完全,那么患者会告诉医师,或者用非语言信号表示他们的不满意。如果没有明确的话语总结,医师就只能依靠推测和假设已经正确理解了患者,或者在进一步的病情解释中出现误解,很多医患纠纷的缘由恰恰就是误解。

5. 避免使用术语　医患沟通要求语言表达清楚、准确、简洁、有条理,避免措辞不当、思绪混乱、重点不突出等情况;要充分考虑患者的接受和理解能力,用符合患者认知水平的通俗易懂的语言表达。尽量避免使用专业术语。

例如,一位肿瘤科医师对患者家属说:"你父亲得的是未分化黏液腺癌,和一般的肿瘤预后不一样。"对"什么癌""怎么不一样",患者家属会感到一头雾水,根本不理解你在说什么。一项综合资料表明,患者不依从率多在 38.6%～54.6%,其中 30%～60% 是对医嘱的内容理解不清和对医师的解释不满意造成的。医患交流时,尽可能用简单明了的词语谈话,必须使用专业术语或生僻词语时应反复解释,直至患者听懂、弄通为止。研究显示,如此方式谈话,可以提高医嘱依从率 5%～20%。

三、解释及计划

解释患者的病情和他们的疑问,及计划下一阶段医师的行为和策略称为解释和计划,这一阶段存在诸多实际困难。事实上,有关这些困难的研究结果令人担忧。在此我们只选择了几个典型情况加以说明。

在研究了加拿大全科医师与患者之间进行的有关用药问题的讨论,评估了 40 位资深全科医师接诊 462 名患者时的录音记录后发现,以处方新药为例,在 75.9% 的病例中讨论了用药方法,但很少讨论对药品不良反应的警告,只有 35.4% 的病例讨论了复诊的原因,而有关对新处方遵从问题的讨论仅占 5%。

医师和患者对医疗信息的重要性的预期也完全不同,患者最重视的是有关疾病诊断、预后、病因等医疗信息,而医师们却大大低估了患者对预后和病因信息的期望,反而高估了患者对治疗和药物疗法的期望。患者的个人信息需求基本未被讨论到。

患者对于医师给予的信息不能全部记住,也不可能理解那些困难信息。患者虽然能够记住一半以上的信息,但真正的困难在于患者并不总能理解关键信息的含义,而且并不必然赞同医师的观点。真正能够被理解的有效信息不到一半。

因此,我们解释及计划的目标可以归结为:①评估决定给予每个患者信息的正确数量和类型,提供患者能够理解和记忆的解释;②提供与患者的看法有关的解释;③采用互动方法以保证患者对问题有共同的理解;④让患者参与并合作制订医疗计划以达到患者期望的水平,从而增强患者的承诺和对所制定的计划的遵守;⑤继续建立良好医患关系,提供和谐氛围。

1. 关于提供正确数量和类型的信息 顾名思义,这一技巧的目标就是给患者全面而恰当的信息。评估每个患者的信息需求既不限制,也不过量。其方法可分为以下 3 种。

(1) 形成模块化信息并检查核对。医师提供信息时将信息分成便于吸收的模块,分阶段检查核实患者是否理解;以患者的回应作为如何向前推进的指导。

(2) 评估患者。医师在提供信息时询问患者先前的知识,确定患者期望获得信息的程度及其认知水平(包括基本认知水平和与疾病相关的认知水平)。询问患者其他相关信息会有所帮助,比如,病因、疾病预后等。

（3）在适当的时候进行解释。医师应避免过早给予建议、信息或安慰，从而避免产生误会而使自己处于被动。

2. 帮助患者准确记住并理解　医师应当把信息加以加工，从而使患者更容易记忆并理解。主要的技巧包括以下。

（1）组织好解释内容。将解释内容分成不同的部分，形成逻辑顺序运用清晰的分类或提示标志，比如：

医师：我有 3 件重要事情想跟您讨论，首先……现在，我们该讨论下这个……

（2）运用重复和总结。具体的方法上文已经涉及，以下是经常在解释阶段使用的手段：

1）语言：使用简洁易懂的陈述，避免使用术语或用行话进行解释。

2）运用可视手段传达信息：包括图表、模型、书面信息和说明。

（3）检查核对患者对所提供的信息（或制订的计划）是否理解。例如，让患者用自己的语言复述，必要时进行澄清说明。

3. 达到共同理解（融合患者的观点）　医师在提供与患者对问题的看法相关的解释时，应当努力去发现患者对已经提供的信息的想法和感受，鼓励双向交流，而不是医师单向传递信息。具体的方法如下。

（1）将解释与患者的患病过程相联系。与先前引出的患者的所想、所忧和所期待相联系。

（2）提供机会并鼓励患者发挥作用。提出问题，要求患者澄清或表达疑问，并作出适当回应。

（3）提取并回应语言和非语言线索。比如，患者提供信息或提问的需求信息过量、悲痛。

（4）引出患者的信念、反应和感受。根据患者提供的信息、用过的词汇引出患者的信念和感受，必要之处予以认可和解释说明

4. 计划　医师计划阶段要进行的就是医患共同决策，目标就是提高患者对决策过程的理解，使患者的决策参与达到他们期望的水平。增加患者对既定计划的承诺。具体方法有以下几种。

（1）适当分享患者自己的想法、主张、思想过程和窘境。

（2）让患者参与决策。给患者提供建议和选择，而不是指令患者提供他们的想法，与患者探讨治疗选择。

（3）探知和确定患者希望参与决策制定的程度。

（4）协商一个医患双方都能接受的计划。在可供选择的方案中，标出自己的平衡点或确定患者的优先选择。

（5）与患者进行核对验证。了解患者是否接受该计划，患者的担忧是否得到解释

说明。

5. 解释与计划的可选择　以上的技巧在不同的解释或计划场景中并不是单独使用的,会有一系列的组合方式进行。

(1) 如果医师提供一种医疗选择和讨论问题的重要性。针对正在发生的事情和人名提出意见,尽可能指名道姓;需阐明意见的基本原理;解释因果关系,严重程度,预期结果,短期或长期后果;引出患者的信念、反应、担忧(比如,意见是否符合患者的想法、接受能力、感受)。

(2) 如果医师与患者协商一个共同的行动计划。讨论各种可能选项,如不采取行动,检查,药物治疗或手术,非药物治疗(理疗、行走辅助、流体、心理辅导),预防措施;提供有关行动或治疗的信息;方案名称;治疗步骤如何进行,益处和优势,可能的不良反应;获知患者对于治疗的需求、已知的益处、障碍、动机的观点,接受患者的观点;必要时提出其他看法;引出患者对治疗计划包括可接受度的反应和担忧;充分考虑患者的生活方式,宗教信仰,文化背景和自身能力;鼓励患者参与计划实施,承担责任,自力更生询问患者的支持系统;探讨其他可能的支持,如果讨论临床检查和治疗程序;提供关于程序的清楚的信息,如患者可能经历什么,患者将如何得知结果;把治疗程序与治疗计划相联系,鼓励患者对潜在的焦虑或负面结果提问和讨论。

四、结束访谈

在医患沟通的末尾遇到的沟通问题,往往是与时间有关的问题。当医师认为已经圆满地完成了会谈,正准备要给会谈画上句号的时候,患者却提出了另一个主要议题。正当医师要开始安排接下来的随诊事项时,患者却提出了一个问题,清楚表明他对你上面的解释全然没有听懂。医师想结束此次会谈,转入下个预约患者,而患者却似乎热衷于再次打开话题。这些议程安排上的不匹配很容易导致冲突和挫折感。

哪些沟通技巧可以帮助解决这些问题呢?

造成难于结束会谈的沟通问题其实在接诊咨询的初期就已经潜藏下来。如果医师从会谈开始,到信息采集、病情解释和制订诊疗方案的过程中注意运用沟通技巧,就可以避免这些问题的产生。一旦注意到这些问题,咨询这一部分的问题就会迎刃而解。

不过,在咨询结束阶段也还是有一些特定的沟通技巧。总结和理清医患双方已经制订好的诊疗计划及双方接下来的步骤,告诉患者如果事情没有按计划进展,应该做什么,检查核对患者对下一步的随诊安排是否满意,继续建设良好的医患关系,所有这些都是访谈的重要因素,都有助于提高患者对医嘱的遵从性、满意度和健康转归。

那么如何结束访谈呢?

(1) 只有当医患双方都准备好可以结束咨询时,医师才可以成功地结束,而在接诊早期倾听并探知患者的信仰和担忧,能够为后期顺利地结束就诊做好准备。

（2）医师应该注意，如果太晚询问患者"您还有其他问题吗"，就别指望能有积极的回答。医师应该在结束过程开始之前就询问患者有什么担忧，而不是临到结束再问，这样最后的问题才能得到有意义的解答。对未完成的事情进行筛查应当在启动结束咨询之前。

（3）会谈不同阶段的清晰提示标志，有助于患者了解会谈的进程，以及每阶段的内容。这样一来，提出未及陈述的担忧的最佳时间对双方都显而易见。在我们看来，提示标志应该贯穿全部诊疗过程，包括移向结束就诊的信号，比如，可以说："我想我们的会谈快要结束了……您还有没有其他的问题希望讨论？"

（黄一沁　刘　晔）

第 二 章　如何取得患者信任

　　与患者建立良好的信任关系是所有医患沟通技能评价及教学体系不可或缺的一部分。不同的是,有的把与患者建立良好关系作为一个医患沟通的前置或后置部分,或者作为单独的评价体系来完成;而有的却希望在医师问诊或咨询时,自然而然地同时构建起良好的医患关系,通过一定的沟通技巧来赢得患者的信任。其实两者在不同阶段的医学生或医师的沟通技能练习中有着不同的地位和作用。早期接触问诊和医学咨询,初学者更需要注意在问诊的同时关注患者的情绪,并能够使用正确的沟通技巧,而经过反复的学习和经验积累,他们就能够在医患沟通的同时主动地去构建更和谐的医患关系。

　　医患关系是特殊的人际关系和心理现象,可以说人际关系沟通的原理及其相关的心理学原理就是医患沟通的骨架原理,没有一种独立于正常人及关系之外的正常的医患关系。研究医患沟通也就是将普通的人际沟通原理与医学及医患沟通时所需要的其他学科,如法学、伦理学、社会学相结合。

　　因此,会有很多因素对医患沟通的结果产生影响,而与患者有关的因素包括以下几点。

　　(1) 症状。精神疾病的症状本身就会引起患者的行为问题。比如,躁狂症患者在沟通时就容易出现愤怒的情况,在门诊识别具有精神问题的患者是现在门诊医患沟通中较为缺乏的一个环节。或者继发与躯体疾病相关的精神问题,如肝硬化失代偿期的重要并发症肝性脑病,即使前驱期,患者也会有精神表现异常,而这些不理性的行为就会被缺乏经验的医师误认为冒犯或者不配合,从而影响医患沟通的质量。

　　解决:医师可能需要更多的专业知识,包括识别精神症状的训练,从而达到早期识别、早期干预、早期分诊的目的。

　　(2) 与疾病本身和(或)治疗有关的心理因素。比起疾病的症状,更多的影响医患沟通的患者不良情绪来自躯体不适、对预后的恐惧或者诊疗过程带来的不适,如化疗、麻醉时的不适感,或者肠镜检查前的肠道准备。因此,当我们准备标准化患者的心理因素时,更多的都是负面情绪,例如焦虑、沮丧、愤怒、抑郁等。这些情绪不仅会影响患者的情绪,也会投射到医师的沟通行为上。对于家属和患者来说,对于疾病的信息不对称是相当焦虑和忧虑的。他们会非常急切地想知道的关于疾病的诊断、治疗、预后、康复、费用等信息,以做好充分的心理准备和相关准备。

解决：医师需要利用沟通技巧在病史采集、解释和建议及共同计划的多个环节进行有效的沟通。同时，也需要学习犯错以后的处理态度和技巧。

（3）就医经历。除了疾病本身带来的情绪和行为会影响医患沟通，医院的环境和就医的经历都会对患者产生不良的影响，轻者产生不良的情绪，重者会引起疾病加重。不良的就医经历包括医院环境、就医流程、医务工作者的态度或者其他患者的影响。不止是本次的就医经历，更隐秘的是曾经的就医经历对患者情绪的影响，过去的委屈、不满或者误解，可能因为当时的环境并未暴露，但有可能会投射到本次就诊中来。

解决：医务人员要对患者抱有更大的同情心和耐心，对于患者的情绪需要探究原因，有些客观现实很难解决，但这不是将患者置于毫无援助的境地的理由，这就需要我们在接下来的内容中学习如何建立良好的医患关系。

（4）需要关爱和归属感。身体的伤病往往伴随着心理的脆弱或异常，患者从原来自主自立的强势状态跌入身不由己的弱势中，特别需要获得亲友和别人的同情及关心，还需要在医院诊疗时有归属感及得到医师的关心。

解决：借由本章节的一系列构建良好医患关系的技巧，医师可以更好地取得患者的信任，促使患者配合治疗。

（5）信息不对称。医患信息在相互对应的经济个体之间呈不均匀、不对称的分布状态被称为信息不对称，即医师对关于疾病的信息比患者掌握得多。患者对医疗信息的匮乏及对医学专业用语的不了解与医师形成鲜明的对比，这种医患信息的不对称势必会影响医患沟通的效果。

解决：医师需要更多的专业知识，同时需要利用沟通技巧在病史采集、解释和建议及共同计划的多个环节进行有效的沟通，也需要自我反省。

在医疗过程中，医务人员的任何言行都会敏感地触及患者生命安全的需要，积极的言行能使患者积极地配合医师的诊疗，同时给予患者及其家属极大的安慰和信心，尤其是在医患关系敏感的变革时期。很多的沟通行为或者技术需要改变，但是核心的对于患者的关爱之情是不会改变的。

下文介绍一系列可以提高患者信任，构建良好医患关系的技巧。这一系列技巧可以单独运用于与患者的情感交流中，但是由于临床工作的时间往往并不宽裕，在没有专职志愿者的情况下，临床医师往往更乐于采用那些可以完整地完成医学访谈，尤其是病史采集，同时又能建立良好医患信任关系的方法，鉴于《Calgary-Cambridge指南》中关于医患关系建立的结构描述，笔者发现这一定是可以实现的。在实际使用中也证实医患关系的建立并不需要增加很多额外的时间来完成，医师需要的是良好的技巧和端正的态度。

一、医师需要表现出尊重和兴趣

医患交流从开始就需要逐步建立良好的关系，这种重要性需要反复强调，也最容易被忽视。医师应该表现出对患者有兴趣、使用关心和尊重并且恰如其分的非语言行为，这些对于为建设性的合作关系打下基础非常重要。

比如，患者急切地进入诊室，急于想要知道答案，虽然他忽略了必要的诊疗逻辑和顺序，而且这急躁的行为明显冒犯了医师，这时候如果医师一开始就用自己的强势或者冷漠来控制整个过程的节奏，那么接下来的沟通就会出现问题。患者会抱怨医师缺乏足够的耐心。

因此，医师的行为和态度对于使患者感到被欢迎、提供的信息有价值及人格上被尊敬这几方面至关重要。从心理学的首因效应（注：首因效应由美国心理学家洛钦斯首先提出的，指交往双方形成的第1次印象对今后交往关系的影响，也即是"先入为主"带来的效果），我们知道虽然交流的第一印象并非总是正确和全面的，但却是最鲜明、最牢固的，并且决定着以后双方交流的进程。如果医师在初次见面时给患者留下耐心、亲和的印象，那么与患者也能较快地取得彼此相互信任，并会影响患者以后的一系列行为和表现。反之，对于一开始引起患者反感的医师，即使就诊进行下去了，患者也会更冷淡，在极端的情况下，甚至会在心理上和实际行为中产生对抗情绪。

当然，建立信任和发展关系也会促进诊疗展开时有效而准确的信息交流。对于这种信任和发展关系的关注应该贯穿于整个医患交流的过程，而不止是在开始诊疗的阶段，但在开始诊疗时我们往往急于切入主题而忽视了这种良性关系的建立。

二、舒适的环境很重要

由于现有诊室的条件和技术的限制，很多时候就诊，包括诊室的整体环境即使对于一个健康人来说也不那么舒适：嘈杂的声音，令人害怕的场景，座位的不适应，令人反感的气味等。因此，在进行诊疗前，表示出对患者的身体舒适的关注尤为重要。

环境因素会影响身体及心理的舒适程度。不舒适的环境会影响患者体位、坐卧的姿势和是否能够有效进行目光接触，从而在潜意识里会对医师的认知、态度及关注能力产生影响。

1. 温度和灯光　室内温度会直接影响患者的舒适感受。例如，冬天，室温过高是否使穿着过多的患者感觉太热？或者，夏天当医师穿着长袖白大褂的时候是否考虑过穿着清凉的患者的感受？诊室内的灯光应不耀眼也不昏暗，因为环境灯光可以影响人的觉醒和睡眠机制，同时对于交流的安全感也会产生刺激。

2. 患者和医师的位置是否合适　医师和患者所坐的位置需要能够让双方处于非常舒适的心理距离而又不尴尬。座位的安排很重要，因为它会影响人与人之间的沟通，并且会暗示人怎样看待自己及他人在这次诊疗过程中所起的作用。在医院诊室中，通常有椅子和桌子。以下有3种安排座位的方法（图2-1，a-c）。

医师和患者是否都不会受到无窗帘的窗户的耀眼光线刺激？家具摆放应使医师和

患者能促膝而坐,这样比并排坐或者直接面对面坐更有帮助。

方法(a),患者与医师隔着桌子面对面坐。尽管这样医师会感到对诊疗的控制作用,但这会让患者感到不舒服,也不利于谈论病情。研究发现,让医师和患者分坐桌子对面会有一种威胁、竞争或者屏障效应(Sommer,1971)。人们都会希望更容易产生目光交流,但不是如此无法"逃避"的直接接触。座位安排(b)和(c)更轻松,也更有利于良好的医患沟通。不同的是,有的医师对于直接面对面也会有心理不安全的感觉。总之,座位安排需要同时兼顾患者和医师双方的需求。

另一个要注意的问题是诊疗时医师与患者的距离。如果距离太近会让医师和患者都感到威胁,距离太远又会让患者觉得医师对他说的话没兴趣。在大多数诊疗中,比较合适的距离是 1.25~2.75 米。当然,在诊疗过程中,这个距离是可以随着需求而改变的。当医师为了增强患者的信心、解除疑虑,就可以把椅子适当地拉近患者。

如果是与诊疗床上的患者交流,同样需要考虑位置因素。大多数患者都会觉得坐在椅子上比躺着或者把腿悬挂在诊疗床边谈话更舒适。如果医师也坐着就更好了,居高临下站着同患者谈话可能会增加患者的不安全感,这样一来就把双方参与者放在更平等的位置上,并且会产生一种印象,即医师愿意在所需花费的时间里全心地关注患者。同理,医师站立而患者坐着的情况也要避免,拉把椅子然后坐下来,这样就使你和他在同一高度上了。

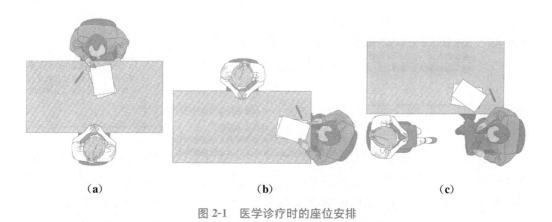

(a)　　　　　　　　(b)　　　　　　　　(c)

图 2-1　医学诊疗时的座位安排

三、关于隐私

尽可能在患者穿着齐全的时候和他们谈话。如果要讨论敏感问题或者隐私的问题,就要关上门,把床与床之间的帘子拉上。如果没有隐私的问题,至少要使患者感到踏实,并意识到环境引起的不适可能使他们拘谨或分心,从而给出不准确和不完整的信息。最后,要切记,所有这些环境因素也会像影响患者那样对医师产生影响。

四、非语言的技巧

1. 语气语速   人们说话时所用的语调、强调的词句、声音的强度、说话的语速及抑扬顿挫等,都会起到帮助表达情感的效果。医患沟通时的语气包括患者的语气及医师的语气。

在与患者沟通时,医师要留意判断其语气的非语言内容,并重视这些信息在交流中隐含的意义。患者表达语言时的语气、语速在医学诊疗中并不是孤立存在的,而是相互结合,共同发挥作用的。

医师在与患者沟通时主要需要注意的是语速和声调,要以亲切的语气和平缓的语速与患者沟通。飞快的语速与过于响亮的声调都会给患者不安全的感觉,尤其是医师和患者对于某些问题的看法不一致时,医师应该注意控制语速及声调,不要进一步在情感上刺激患者。

2. 面部表情   面部表情是指通过眼部肌肉(主要是眼轮匝肌)、面部肌肉和口部肌肉的变化来表现各种情绪状态。在医患沟通中,如此近的距离足以看清双方面部任何的细微表情,因此表情是使用最为频繁的非语言沟通手段,其中表现力最丰富、使用最广泛的是微笑和眼神。

(1) 微笑。来自医师的自然、真诚的微笑,表达着对患者的安慰与鼓励,有助于增强医患间的情感共鸣,帮助患者减轻病痛带来的恐惧与焦虑。但需要注意,如果在急危重症的救治过程中,不恰当地微笑可能会引起很多误解。

(2) 眼神。医师对患者应该用目光接触来感染、鼓励和关爱对方,促进双方的良好交往和密切合作,并从与患者眼神对视中来检验和判断其心理状态。不论什么情况下,医师的眼神都应是专注、凝重和友善、亲和的。通过这样的眼神,配合关切的语气,向患者传递和暗示真挚的情感、真诚的态度和平等的心态。

3. 身体姿势   身体姿势可以反映出一个人的情绪状态、健康情况及沟通时的定位。符合医师职业的沉着状态、自然的姿态,除了展现稳重、自信的气质,也给患者留下当班医护人员热爱岗位、积极热情的好形象。在实际工作中,医师的形体动作非常重要。如一个手术患者在手术开始的时候看到医务人员诚恳友善的点头鼓励,会感受到温暖和安全感;或者医师在与老年患者交谈时,有意的探出身体保持略微前倾的坐姿,则体现出对老年患者听力障碍的了解及人格的尊重。相反,医师问诊的时候不断地低头书写,焦躁地抖动身体、转笔、突然身体瘫软地靠在椅背上都会给患者被忽视的感觉。

4. 触摸   触摸是一种非常有感染力的非语言沟通方式,平时我们用它来表达包括亲切、关爱和愤怒等各种情感。在医患沟通中,适时的触摸可以传达关心和同情。同时,在特殊场合触摸本身就可以有一定的治疗作用。然而,使用触摸的方式和时间必须合适,要考虑患者的敏感程度和医师的职业行为准则。

五、表现同情心

患者会感恩于对他们展现出同情心的医师。同情或者同理心就是设想自己处于别人的位置上。正如奥斯勒（W. Osler）爵士提到的："尽量减轻患者的精神痛苦，走进他的情感世界，温柔地探索他的思想。亲切的话语、热情的问候、同情的注视，患者理解这些举动的含义。"有些医师在训练之初就会比其他医师更富有同情心，这与受训者的个性有关。然而表现同情心是可以后天学习的，有证据表明对患者的同情是一种可以学习的技能。表示对患者的同情包括很多我们在本节讨论过的技能：与患者保持良好的目光接触和关爱的眼神；采用合适的身体姿势和音调；注意倾听患者的话语；捕捉患者的语言和非语言暗示并予以适当的回应；恰当地表示你对患者的理解。例如以下对话。

患者：3年前，我在外地出差的时候，我妈妈去世了，当时我都来不及赶回家。

医师：（抬头注视患者，关切的眼神，低沉的语气）当时您一定很难过吧。

请记住，同情是强有力的治疗手段。

（黄一沁）

第三章　如何开始医学会谈

与患者或者患者家属的成功会谈是将医学专业知识与有效沟通技巧有机结合的过程,是临床实践的重要组成部分。好的开始是成功的一半,良好的开端是建立和谐关系、顺利完成医疗任务的基础。对待患者既要从生物医学角度关注疾病和身体情况,又要从患者的角度关注其想法和信念、期望等。本章节就医学会谈开始阶段的工作阐述如下。

医学会谈根据内容来分类包括:问诊、入院指导、病情告知、诊治方案讨论、术前谈话、出院前指导、会诊等。根据就诊地点,如门诊、急诊、病房、检查室、手术室,会谈双方的熟悉程度,会谈的开始也各有不同。以下是一个在病房里接诊患者的开始会谈的对话。

医师:您好! 我是王医师。请问您是×床的×××吗?

患者:您好! 是的。

医师:我是您的床位医师。我来问问您的情况,给您体检下,然后看看怎么帮助您。

患者:好的。这是我门诊看病的病史。

医师:好的,我看看。您再和我讲讲,这次是怎么不舒服啊。

一、会谈准备

(1) 选择合适的谈话地点、时间,营造合适环境。一般来说,相对安静的环境比较适于谈话,也有利于保护患者隐私。不建议男医师与女患者独处,特别是需要体检的时候。会谈时如有必要可以开着门,或者邀请其他医务人员甚至保安陪同。

(2) 着装。谈话时应穿着整洁的工作服,表示慎重,容易增加信任感。

(3) 诊疗装备。紧急情况下,医疗所需是第一位考虑的,需尽快准备诊疗时必备的设备,如听诊器、抢救仪器、药物、呼叫所需要的手机等。

(4) 搁置手边任务,准备进入谈话状态。

二、建立良好医患沟通的艺术

1. 接待,表现出对患者的关注和关心 从一开始和患者接触,就应该给予患者足够的关注。首先观察对方情况,留意患者身体是否舒适,如果腿脚不便,可能需要搀扶;如果乘坐轮椅,要腾出推行和放置的空间,推床则需先将患者的床安置好。总之,提供便利的条件和必要的帮助。初步判断患者的病情严重程度,是否需要首先处理一些情况再问诊,如为呕吐患者轻轻拍背,为需要吸氧的患者接好吸氧设备等;观察患者的情绪状态,初步判断患者和家属的文化水平、对病情是否熟悉,为下一步交流做准备。

(门诊)

患者家属:医师,您好!我妈妈今天说大便发黑,我记得我爷爷就是黑便,消化道出血去世的。您快给看看是怎么回事?

医师:您好!快扶你妈妈坐下。(看到患者活动自如,面色红润)

患者家属:我妈妈要不要紧?

医师:您不要着急,让我先问问她目前的情况。阿姨,您拉出来多少黑色的大便?有几天了?

2. 问候患者,自我介绍,必要时征得允许 主动向患者打招呼,确认谈话对象,无论在门诊、急诊还是在病房接待患者或者患者家属,都应该确认对方身份,如果不是患者本人,要明确和患者的关系。

3. 落座 根据病情安排患者,使其舒适就座或平躺。医患双方一般面对面或者斜对面而坐,双方的视线基本能平视,医务人员既不要居高临下,也不要被动仰望;双方的距离保持一个手臂的长度,可以使患者和医师的目光自由地接触和分离,而不致造成尴尬和压迫感。

4. 构建氛围 根据谈话内容构建氛围,如需要传达坏消息,应提供前兆,这时一般不讲玩笑话,应考虑对方心情,关注主要问题。

(急诊)

患者被"120"急救车先送入院,家属随后赶到。

家属:医师,我是×××的女儿。我爸爸是不是在抢救?他怎么啦?

医师:您好,我是您父亲的主治医师×××。我会简单向您交代一下病情,询问病史,然后继续去抢救,请您一定要配合我。

家属:好好。我父亲到底怎么了?你快说。

医师:您父亲1小时前被人发现昏倒在路上,被"120"急救车送来医院。初步判断是脑卒中,现在已经上了呼吸机,仍处在昏迷中,生命体征尚平稳,但仍未脱离生命危险。您父亲以前有高血压病等心脑血管病吗?

家属：都没有。医师，我爸身体一直很健康，会不会搞错了。你们一定要救救他，花再大代价我们也负担得起。

医师：我们一定会尽力抢救的。患者一送入医院，我们就开通了绿色通道，全力救治。现在希望您能提供他的完善医疗记录，供我们参考。我现在进抢救室继续救治您父亲，我们保持及时沟通。

5. 合理情感表达　体谅患者的疾苦，尊重、鼓励、同情患者，提供支持，进行安慰。特别需要注意的是，当回答患者或者家属对病情的询问时，即使是实情也要考虑到对方的接受能力，避免医者的语言对对方造成伤害。

6. 适当接触　接触是指身体的接触。除了体检时的适当接触，协助患者上下床、做完检查后帮助患者整理好衣被、双手握住患者的手以示祝贺、单手轻拍患者前臂表示安慰等，这些都是有益的接触沟通，但同时要注意避免非常突兀的接触。

三、会谈的注意事项

1. 明确就诊(咨询)目的　询问患者就诊原因，以开放式问题为开头。例如，"您为何来医院?"或者"您今天想讨论什么问题呢?"鼓励、启发患者如实、仔细地叙述病史，要耐心倾听，不要随意打断患者的陈述。

有时，会谈是医师发起的，就需要告知谈话的目的，介绍谈话的作用。

2. 专心倾听　留意患者或家属的陈述，不打断他(她)的回答，不用命令的语气与患者或家属说话。

3. 仔细甄别，明确患者关注的问题　合理使用开放式问题(如"您刚才说了头痛和疲乏，还有别的不舒服吗")和封闭式问题，后者常用于确认(如"您的意思是说这次看病主要是因为头痛吗")；避免暗示，避免提问过于复杂，解释时尽量避免使用专业术语，确保患者和家属能够听懂并且理解。

4. 争取患者家属的支持　家属在陪伴就医过程中，希望能得到医师的帮助和指导。在会谈过程中，医师应在满足这一要求的同时，争取家属的支持。①通过建立联盟的方式(如"我们要共同努力、互相配合来救治您的父亲")；②通过设问来获得支持(如"下一步的营养支持您能配合我们吗")；③满足家属的合理需求(如"您提出的尽快手术要求，我们今天就安排收治入院，后面的治疗工作也希望您配合我们")。

四、特殊情况下开始会谈

大多数情况下，医学诊疗平稳开始。但需要注意一些特殊情况，举例如下。

1. 患者病情危重　在急诊或者碰到危重患者的时候，需要注意以下内容：①减少不必要的寒暄,多关注患者本身,在询问病史的同时进行救治;②保持自身的冷静;③在安慰的同时不夸口,以免出现意外的时候产生矛盾。详见第十三章。

2. 患者和家属情绪不稳　在患者和(或)家属情绪激动、低落、不理解、不配合等情况下,建议尽量查找原因,进行安抚,不做伤害性回应,争取患者和家属的配合。要及时判断危险信号,寻求帮助,在救治患者的同时保证自己的安全。

(急诊)

患者家属:医师,昨天早上我妈妈头晕在你们医院刚出院,怎么晚上又头晕得坐也坐不住了?你看到底是怎么回事?

医师:您好!快扶你妈妈躺下。她是什么时候开始头晕的?有没有吐过?

患者家属:不要问那么多,快给我妈妈用药吧。

医师一边拿听诊器、血压计准备量血压,一边和患者家属说:我要抓紧时间问一下情况,才能给予她最合适的治疗。

(问家属)出院小结带在身边吗?让我看看。你能把她今天发病的情况说说吗?

总之,开始诊疗是建立良好医患关系、采集准确病史、进行正确诊治的基础,需要专业知识与医患沟通有机结合,缺一不可。初学者需要不断琢磨,反复练习,才能运用自如,使自己的行医过程顺利完成,达到事半功倍的效果。

思 | 考 | 题

1. 在门诊接诊、急诊接诊及告知患者诊治结果时的诊疗开头有什么不同?需要注意什么事项?请各回想一个场景并进行练习。

2. 这天你在门诊上班,门一开,一位七八十岁老太太一个人拄着拐杖走了进来,拿来一张郊县老年人体检的粪隐血阳性的单子,说当地医师让她到大医院来看看。在接诊过程中,你要注意什么?你会以什么步骤进行?

(高　虹　薛　渊)

第 四 章　如何询问敏感问题

　　医学问诊是要练基本功的,包括医师自己的心态,了解症状,熟记诊断要点,技巧的运用等要素。作为诊疗的引导者,医师需要具备的心态包括:①需要有自信,但不是自傲,自傲会给患者带来更大的压力及挫折感,不利于问诊的进行。没有自信或者自己非常焦虑,同样患者也不会袒露心声。②要有同理心。诊疗的对象是人,而且是不同的人,会有不同的生长背景及人格特质,面对不同的压力会有不同的心理反应。尤其是接下来谈到的如何询问敏感问题,非常重要。

一、常见的敏感问题

　　医学问诊中,敏感问题的询问会让临床经验并不丰富的医师觉得尴尬。常见的医患沟通中的敏感话题大致有4个方面:①酒精、毒品等问题的询问;②性生活史及冶游史的询问;③亲密关系的询问;④精神科相关疾病史的询问。

二、影响敏感问题询问的因素

　　(1) 医师自己对这些问题感到焦虑。
　　(2) 患者对这些问题感到不自在。
　　(3) 提问方式的恰当性。

三、提高有效问询敏感问题的原则

　　(1) 为提问做好准备或设定好过渡背景,仔细谨慎地提问。
　　(2) 询问事实而不是用道德价值观判断,避免使用潜在的贬义词。
　　(3) "正常化"技术。
　　(4) "开放透明"态度。
　　(5) 征求询问许可。

（6）解释"保密"相关问题。

（7）适当使用封闭式提问。

四、案例

（一）案例1

> **案例**　患者,女性,公司人力资源主管,30岁,因"睡眠不佳半年"就诊。门诊医师询问其烟酒饮用史的时候,提问:"你抽烟、喝酒、吸毒吗?"患者犹豫了下回答:"不怎么用。"医师追问:"什么叫不怎么用,用就是用了,没用就是没用。"李女士再回答:"没用。"
>
> 此后,该女性患者到别家医院就诊,发现其有饮酒史2年,是为了改善睡眠饮用,而且饮酒量越来越多,但改善睡眠效果渐差。

1. **冲突点**　请问首诊门诊医师在沟通方面有什么问题?

2. **解析**

（1）把烟酒问题和毒品问题等同询问,让患者认为喝酒等同吸毒,产生耻辱感,回答时会犹豫及隐瞒。该女性患者为高学历背景,对于一些问题会比较敏感,担心被医师另眼相看而索性选择不说,缺乏一个安全信任的沟通环境。

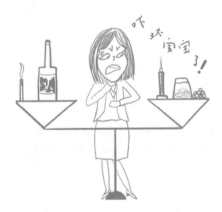

（2）医师态度比较粗糙,提问绝对化(黑或白,有或无),不给患者一个有不同层次的选择,也难以达到询问的效果。

3. **示范**(对话/案例)

（1）做好过渡,征询许可。

例:"接下来我要问你一些关于喝酒方面的问题可以吗?"

（2）"正常化"技术,把患者的行为"作为在这种状态或情绪下是正常或可理解的"来提问。

例1:"做你们这行压力往往很大,有些人会喝酒来减压,你有这种情况吗?"

例2:"有时当人们很郁闷的时候,他们会有麻醉自己的想法,你有这种情况吗?"

例3:"有时当人们有压力或感到孤独时,他们会喝酒来缓解情绪,你有这种情况吗?"

(3)倾向于规范化的行为,"说明有其他人也会有类似的行为来表明并不只是患者有这种情况"来开始问诊。

例:"一些患者告诉我,他们睡不着时会喝些酒,你会这样吗?"

(4)提问具体事实,而不是带有道德判断。

例:"你使用过大麻吗?使用过摇头丸吗?"(而不是"吸过毒吗?")

4. 小结(要点) "症状正常化",对于一些敏感问题的提问,这是非常常用的提问技术。

(1)把患者的行为"作为在这种状态或情绪下是正常或可理解的"来提问。

(2)"说明有其他人也会有类似的行为来表明并不只是患者有这种情况"来开始问诊。

(3)注意:"正常化""规范化"技术在一些行为上是难以理解和接受的,如极端暴力或性虐待的行为,所以不要使用"正常化"来问这些情况。

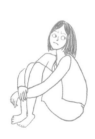
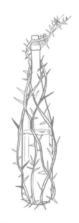

思│考│题

患者,28岁,公司人力资源经理,工作压力大,因紧张、焦虑、失眠就诊,为了助眠有饮酒史。请问如何问诊有关酒精、毒品使用史的问题。

(二)案例2

案例 患者,女性,45岁,因情绪低落持续1个月就诊,需要询问性生活史。接诊医师问:"夫妻关系还好吧?""对夫妻生活兴趣还有吗?有没有减退?"患者用摇头表示。"你目前性生活如何?你目前有多少个性伴侣?"患者低头不语。接诊医师觉得继续问下去有些尴尬,草草评估性欲减退。

1. **冲突点**　对于夫妻的亲密关系及性生活方面的问题,由于文化的原因,中国的医师总觉得不好意思或者不知道如何去问。但这是有关患者疾病诊断及治疗和预后非常重要的信息。并且,作为问诊的规范化培养,这也是考核必须的一部分内容。

使用策略包括:①为提问做好准备及设定背景;②询问事实而不是判断;③正常化技术;④征求许可,有可以不回答的权利;⑤告知保密的范围。

2. **示范(对话)**

(1) 为提问做好准备及设定背景。

例:"很多人很难谈论他们的性问题、活动、做法……"

(2) 正常化技术。

例:"许多慢性病患者注意到他们有性功能问题,你呢?"

(3) 询问事实而不是判断。

例:"我需要问你一些关于阴道分泌物的非常具体的问题,以便更好地了解你目前的问题。"

(4) 为提问做好准备。

例:"如果我问你关于你的性生活方面的一些问题,你会介意吗?"

(5) 征求许可。

例:"如果我的问题让你感到不舒服,也可以选择不回答问题。"

(6) 封闭式问题更好回答。

例:"你性生活中使用安全措施吗?"

(7) 提供相应选择。

例:"你性生活过程使用安全套的频率是?""从不,有时,总是,或几乎总是。"

(三) 案例 3

> **案例**　患者,男,40 岁,因化验报告梅毒检查相关指标阳性。接诊医师问:"你梅毒试验阳性,怎么搞的?"患者答:"不可能吧?"医师问:"化验单上清清楚楚,你有没有在外面乱搞?"

1. **冲突点**

(1) 医师直接给患者定性"乱搞"。

(2) 如何合情合理询问冶游史。

使用策略包括:①征求许可,谨慎提问;②中立的医学态度;③封闭式问题减少患者的焦虑和不适;④正常化技术;⑤小心选择用词(避免使用贬义词);⑥假设行为已经发生。

2. 示范(对话)

(1) 征求许可。

例:"你的梅毒相关指标是阳性,我可能需要询问你有关性生活方面的情况。"(征求许可)

"如果问题让你觉得不舒服,你可以选择不回答问题。"(征求许可,谨慎提问)

(2) 假设行为。

例:"你有不安全的性行为吗？ 我指的是没有安全措施的性生活。"(假设行为)

"你手淫吗？ 手淫的频率是多少?"(假设行为已经发生)

(3) 中立透明的医学态度。

例:"我知道谈论这个问题你会觉得不舒服,但是我问你一些非常具体的问题,可能和你的病情相关,所以……""我可能要问一些具体的问题,因为只有你告诉我了,我才能了解病情及最后帮助你。"

(4) 封闭式问题。

例:"请问你性生活中使用安全套的频率？ 从不,有时,每次都使用?"

(5) 正常化技术。

例:"这是我经常听到的问题,你有这种情况吗?"(正常化技术)

"许多生病的人都会碰到性兴趣或性功能的问题,你有吗?"(正常化技术,倾向性行为)

"当服用抗抑郁药物,很多男性会出现性功能的问题,你出现过吗?"

3. 小结(要点)

(1) 性生活相关的问题比较隐私,可以放到病史询问后期,即医患关系相对融洽之时。

(2) 态度中立开放。

(3) 使用封闭式问题。

(4) 选择正确和正式的名称(例如,性生活、手淫、勃起等)。

> **思 | 考 | 题**
>
> 患者,男,30岁,已婚,担心自己患了艾滋病。如何询问其家庭亲密关系及性生活史。

(四) 案例4

> **案例**　患者,男,40岁,问诊过程中发现患者曾经被拘留过。

1. 冲突点

（1）经常会不知道如何开口问，或配以吃惊的表情。

（2）回到患者此次就诊的目的及细节。

使用策略包括：①控制自己的情绪和肢体语言，以平静口气和情绪关注医疗相关问题（精神疾病史和违法行为史）；②了解有否暴力行为和伤人行为；③识别患者可能会否认或者合理化解释自己的过往历史，提问方式减少其内疚感。

2. 示范（对话）

医师：你觉得不安全吗？总是，有时，几乎从不？

医师：你有过什么行为或被警察抓过吗？

患者：哦，我因为有几次偷东西被警察抓过，没什么大事。（患者合理化解释）

医师：那你干的比较大的一件事是什么，或干的最大的一票是什么？（提问方式减少其内疚感）

（精神科疾病的患者询问见第十二章）

3. 小结（要点）　敏感问题的提问相关所有技巧都是确定可以减少患者的羞愧和内疚感，但是减少内疚的问诊技术力求直接减少患者对某种行为的内疚感，以便发现他一直在做什么。最常用于家庭暴力史的询问和反社会行为的询问。

思|考|题

患者，男，40 岁，有家暴妻子的行为。请问诊相关情况。

（蔡亦蕴）

第 五 章　如何告知坏消息

　　告知坏消息是临床工作中非常重要的一环,患者及家属对病情有知情权,良好的沟通可以消除患者的恐惧,降低焦虑。与其他医学诊疗一样,需要进行诊疗前的准备。同时,告知坏消息是解释与计划的一种特殊情况,需要用到相关的沟通技巧,我们需要反复核对以确认患者已经清楚并理解我们的想法。

一、告知坏消息的原则(参考《Calgary-Cambridge 指南》)

1. 步骤

(1) 医学诊疗前准备。

(2) 解释与计划。

(3) 分段核对。

(4) 评估患者及家属信息需求。

(5) 结束诊疗。

2. 方法

(1) 先发出预告,如:"恐怕这消息不太好。"

(2) 可伴随恰当的非语言行为。

(3) 给予切合实际的希望。

(4) 病情预后避免过于明确的时间范围。

二、案例

> **案例**　患者是一位 20 岁的大学生,平时学习很忙,经常锻炼,身体健康,是校篮球队员。父母是事业单位职工,家境宽裕,家中有 2 套房。因为少年白,每月染 1 次头发。1 周前出现鼻衄及皮肤瘀斑,马上要期末考试了,他想考完试再来医院,家人催促他尽快来看病。

他到医院内科门诊来,医师询问了一下情况后让他验血常规。血常规:白细胞计数 16×10^9/L,异常细胞 30%,血红蛋白 60 g/L,血小板计数 40×10^9/L。被告知病情危重,急诊收入病房并做了骨髓穿刺检查。

现在骨髓穿刺报告出来确诊急性白血病,医师通知要沟通病情。患者在父母的陪伴下来到医师办公室。

因为从未生过大病,所以他有很大的恐惧感,但又不是很明白恐惧的原因,很担心不能参加期末考试。

既往史:没有手术史,没有药物过敏史。

家族史:无肿瘤家族史。

婚育史:未婚未育。

毒物接触史:每月染发 1 次,持续 2 年。

居住地:大学宿舍。

1. 冲突点

(1)"孩子他平时身体很好,感冒都不常有,不可能得白血病的。"患者母亲不能接受坏消息。

(2)"希望早日明确诊断,尽快治疗。"患者父亲在知道孩子有可能患上白血病后很焦虑,有些手足无措。他希望能尽快明确诊断,了解后续的治疗方法及需要准备的费用金额。

(3)"我还能回去参加考试吗?"患者迫切想知道自己的确切状况。

2. 示范(对话/案例)

(办公室)

医师:你们好,我是王医师,是小陈的主治医师,请问你们是小陈的什么人?

家属:王医师您好,我们是孩子的父母。

医师:好的,在小陈治疗期间,请问有关他的病情我们和哪位联系?

父亲:和我联系吧,我做主。

(1)准备工作。利用一个舒适,熟悉的环境尽快安排 1 次面谈,一般选择在医师办公室。准备好有关患者的临床资料。

(2)开始会谈,建立关系。医师介绍自己,了解对方——患者及家属在家庭中的话语权,对疾病的了解,他们的担忧及他们的期望值。医师在会谈开始便了解了患者父亲在家中有主导权,所以之后的会谈围绕他们双方进行。

医师:好的,陈先生,2 天前小陈在门诊做过血常规检查,门诊医师应该告知过小陈的情况比较严重,所以当时就收他住院了。

父亲:是的,医师说这种情况不好,要做骨髓穿刺排除白血病的可能,现在骨髓穿刺结果出来了吗?

医师:骨髓报告结果出来了,很遗憾,确诊是急性白血病。(停顿)

家属:(沉默)

父亲:您说的急性白血病就是血癌吗?

医师:是的,您对血癌了解多少?

父亲:知道这是恶性病,疗效很差。

医师:是的,但随着医学的进步,现在疗效也在改善。

家属:(沉默)

(3) 提醒对方,事实并非所愿。

(4) 总结事情的进展,与患者及家属进行核对。

医师通过与父亲的总结及核对,在宣布坏消息之前已经预告了患者情况比较严重,让患者与家属有一定的心理准备,难于接受坏消息的可能性下降。

母亲:孩子他平时身体很好,感冒都不常有,不可能得白血病的。

父亲:你听医师说。王医师,这个诊断会不会有误? 是不是还需要做进一步的检查?

医师:小陈之前有鼻衄和皮肤瘀斑,血常规检查提示贫血、血小板计数减少及异常细胞,住院后做了骨髓穿刺检查,报告显示骨髓里原粒细胞比例占 52%,所以小陈的急性白血病诊断是明确的,这一点不用质疑。现在要考虑的是接下来怎么办?(停顿)

患者:医师,我还能参加期末考试吗?

医师:这次考试恐怕不能参加了。

父亲:我们都听医师的,您说怎么做我们就怎么做。

医师:不是这样的,我们会和你们一起商量最适合小陈的治疗,这时候需要我们一起合作来对抗疾病。

(5) 明确告诉对方,医患合作,共抗疾病,共担风险。

父亲:好的,谢谢医师。那我们接下来该做什么?

医师:急性白血病进展很快,我们需要马上进行化疗。

母亲:化疗会吐吗? 是不是会掉头发?

医师:是的,化疗会有毒性和风险,甚至会有生命危险,但这是急性白血病治疗的首选。化疗还有一线希望,不化疗的话就一点希望都没有了。

父亲:我们一定要化疗的,我们准备卖掉一套房给他治病,钱没问题的,化疗后小陈的病就会好吗?

医师:您的心情我理解,但急性白血病的治疗非常困难,这是世界性的难题。我们只能帮小陈选择最合适的化疗方案进行治疗,化疗是有风险的。同样的疾病同样的化疗方案,每位患者的疗效也不一样。所以我们后续继续保持联系,及时沟通。

父亲：我听说骨髓移植可以治好白血病？

医师：这个是后续治疗要考虑的问题，而且骨髓移植也是有风险的。目前我们要尽快给小陈进行化疗，急性白血病进展是非常快的。

父亲：好的，那就麻烦医师尽快给孩子化疗吧！

医师：好，你们还有什么问题吗？

父亲：没有了，谢谢医师。

（6）在讨论治疗选择时，在重要的化疗时机上，医师明确告知了患者及家属尽快化疗的必要性，避免耽误病情。在不确定的化疗不良反应上，医师给了宽泛的解答，避免了犯错。

（7）结束。总结并检查核对患者的理解情况及有无其他的问题。

总之，在告知坏消息过程中将用到医学谈话沟通中几乎所有的方法与技巧。如何让医师准确引出患者的想法，同时让患者更清楚地理解医师的观点，避免生硬唐突地宣布坏消息，这需要我们不断地学习与努力。

思 | 考 | 题

患者是一位 75 岁农村老人，家境窘迫，平时与老伴一起生活。他有 2 个儿子及 1 个女儿，平时在家大儿子说了算。1 周前出现鼻衄及皮肤瘀斑，他在女儿陪伴下到医院内科门诊来，医师询问了一下情况后让他验血常规。血常规：白细胞计数 $16×10^9/L$，异常细胞 30％，血红蛋白 60 g/L，血小板计数 $40×10^9/L$。被告知病情危重，急诊收入病房并做了骨髓穿刺检查。

现在骨髓穿刺报告出来确诊急性白血病，医师通知要沟通病情。患者在女儿的陪伴下来到医师办公室，患者儿子一直没有出现过。

在谈话过程中，你要如何告知坏消息？需要注意什么？

（冷海燕）

第 六 章　术前谈话

　　手术对于大多数人来说都是一件相当可怕的事情,会让人不自觉地联想到疼痛、创伤、功能缺失等。术前谈话更是一个让大多数患者及家属备受煎熬的过程,往往是经历过一次便永生难忘。

　　术前谈话通常是指在即将进行手术或具有创伤性的诊疗操作之前,医师与患者或患者家属进行的旨在选择治疗方案的讨论和沟通。如果换一种说法,术前谈话其实就是实施手术知情同意的过程。所谓手术知情同意是指手术前医务人员将术前诊断、手术名称、手术方式、可能的风险等拟行手术的相关信息告知患者,使患者在充分理解的情况下同意手术。

　　知情同意贯穿整个医疗过程,而手术知情同意则是在临床上最受关注、最重要一种。2009 年,我国的《侵权责任法》对术前知情同意的实施做出了规定,其中第 55 条明确规定需要实施手术、特殊检查、特殊治疗的,医务人员应当及时向患者说明医疗风险、替代医疗方案等情况,并取得书面同意。目前,手术知情同意已经成为手术的重要组成部分,是实施手术之前必不可少的一个环节。不仅仅是进行传统意义上的外科手术之前需要签署知情同意书,随着越来越多的介入手术或者创伤性诊疗操作等非传统意义上的"外科手术"在内科、介入科等科室开展,需要开展术前谈话,实施术前知情同意的范围也越来越大。

　　术前谈话对于医师而言是一项规范性和专业性很强的工作,一次好的术前谈话,可以稳定患者的情绪,赢得患者及家属的理解和配合,对于后续治疗的顺利开展起着重要的作用。我国的手术知情同意制度起步较晚,在实施过程中正在不断地完善,但就目前国内现状来看,还存在不尽如人意之处。

一、术前谈话存在的问题

　　案例　医师通知患者明天手术,叫患者家属来签字。患者带着家属到了办公室,却被医师和家属要求回病房等待,不用参与。患者带着忐忑不安的心情回到病房,医师则与家属开始了谈话。医师告知家属明天要做手术,然后说了各种手术风险和并发症,说完就让家属签字。家属签下了字,回到病房后,患者问家属医师说了啥,家属安慰患者道:"医师没说啥,你不用担心,等着明天开刀就是了。"

这样的场景,在中国的医院里几乎每天都能看到。患者和家属似乎都已经习惯于这种模式,而医师也已经非常熟悉在这种模式下开展工作。有学者研究发现,这种大家都习以为常、司空见惯的模式,存在着不少问题。

1. 医患双方对手术知情同意的主体认知不一　　国内调查显示,只有约 72% 的患者知道患者本人是享有知情同意权的,而只有约 22% 的患者意识到自己享有了知情同意权,只有 3% 的患者对自身的知情同意权有较为全面的了解和掌握。

国外的多项调查均显示,绝大多数患者都期待能够参与到手术知情同意中,期望能够在手术前得到更多有关自身疾病的诊断、治疗、风险等相关的信息,并期望能够最大限度地理解医师所提供的这些信息,且乐意参与对手术的决策。医师如果在治疗前告知患者相关的风险、并发症,那么患者可以更好地应对医疗程序,并出现较少的并发症。因此,欧美国家在实施术前知情同意时,谈话的对象一般都是患者本人。

在我国,由于文化传统、知识水平、个人认知等方面与欧美国家存在差异,即使绝大部分的医师都知道手术知情同意的权利人是患者本人,但在实际进行术前谈话的时候,还是更倾向于要求家属参加,而非患者本人。调查数据显示,术前谈话的对象中家属占 98.5%,手术知情同意书的签字人家属占 99.5%。医师和家属往往会觉得,直接与患者进行术前谈话会增加患者心理负担,加重患者的紧张、焦虑、恐慌等情绪,对后续治疗可能产生不良后果,因此更倾向于对患者采取"保护性措施",隐瞒部分病情,不让患者参与术前谈话。长期以来形成的工作习惯,也让医师更习惯与家属进行交流。如果与患者直接进行术前谈话,势必在谈话方式和措辞上需要更多的考虑,这样也就会耗费更多的时间和精力,因此不被医师优先考虑。当然也有一些患者会因为诸如害怕等各种原因而拒绝参与术前谈话。

其实对于这个问题,无论是在《医疗事故处理条例》(2002 年)、《医疗机构管理条例实施细则》还是在《病历书写基本规范(试行)》(2002 年)中都明确了医疗机构及医务人员应将诊疗信息告知患者,应由患者本人签署诊疗知情同意书,即患者本人是知情同意的第一权利人,而不应由家属随意代替。

2. 医患双方对手术知情同意作用认识不一　　患者对手术前签署知情同意书的理解主要持有两种意见,调查显示 81.4% 的患者认为签署同意书是法律要求,21.6% 认为是为了保护医院,是医院强加给患者的单方面"霸王条款",是医院推卸责任的表现。

调查显示 22% 的医师认为医疗知情同意书是法律的要求,10% 的医师认为医疗知情同意书是医方免责的凭证,5% 的医师认为医疗知情同意书是无用的,63% 的医师认为其具有知情同意的作用。有些医师对于施行手术前的告知义务和患者同意及其法律后果没有引起足够的重视,只是把它视为医疗习惯或技术操作规程中的步骤之一,存在着医方消极看待手术知情同意权的现象。还有一些医师认为手术知情同意权仅仅有利于患者,对医师来说反而是一种束缚。

即使医患之间已经完成了术前谈话,并且患方也签署了手术知情同意书,但是相当多的患者或者家属并不真正理解医师提供的治疗方案、疗效、可能出现的风险及并发症等。换言之,相当一部分患者或者家属并不真正知道自己同意了什么。

3. 手术知情同意的谈话过程有欠缺　医院对医师缺乏法律法规及沟通技巧的相应培训,谈话过程往往不够规范。在谈话地点、时间的选择上没有合理统一的规范,一定程度上影响了告知的效果,术前谈话时医患沟通的内容更侧重于风险的告知,谈话时的大部分时间用于告知病情及手术风险,过多地强调治疗、手术风险,对患者及其家属造成了一定的心理压力,告知时的用语及书面文字的语气较为生硬,缺乏人文关怀。

4. 目前使用的知情同意书存在不足　各地区、各级别医院的手术知情同意书,名称、制式、告知内容皆不统一,也不完善,甚至存在许多不规范、不合法的问题。填写落实不够,例如有些医师虽然谈了话,但是没有在知情同意书上签字。有些知情同意书由患者家属签署,但是患者本人并未签署相应的授权委托书,按照病历书写规定术前谈话应当由主刀医师进行,但实际实施过程中却是由手术小组中低年资医师进行,甚至由非手术小组成员进行。在手术知情同意书中的医学专业术语普遍较多,可读性较低,患者很难理解,调查显示有46.3%的患者认为理解手术知情同意书中的内容是困难的。还有77.32%的医师认为手术知情同意书中需增加"关于医疗风险的预防及发生风险的对策"相关的内容。

二、如何开展术前谈话

案例　患者王某得了急性阑尾炎,医师与他的妻子进行术前谈话。谈话时,医师按照手术知情同意书上写的风险逐条念给家属听。患者妻子说:"这么严重啊!医师,你等一等,我先打个电话再问下他父母意见。"当家属打完电话,对医师说:"医师,开刀风险那么大,我实在是很害怕。我听说阑尾炎不开刀也行,挂点抗炎药也能好,这样你看行不行?"医师说:"你不愿意开刀也行,还要另外签一个字。"医师随即在病史记录上写下:家属拒绝手术,一切后果自负。家属问:"有哪些后果需要自负?"医师说:"阑尾炎不能控制会导致阑尾穿孔,还会引起腹膜炎,甚至败血症,最后可能死亡。"家属惊讶地说:"你的意思是我们开刀是死,不开刀也是死,叫我们来就是选一个死法。"

这显然并不是一个成功的术前谈话案例。那么究竟应该如何开展术前谈话呢？

1. **充分的准备工作**　作为谈话医师，在开始进行术前谈话之前，首先应当做到的就是对患者的病情了如指掌，同时还应对患者的家庭情况、社会身份、经济状况都有所了解。医师应当拥有扎实的专业知识，事先为患者制订好完备的治疗方案，熟悉所要开展的手术操作步骤及可能产生的并发症等情况。

2. **得体的形象，适当的语速**　术前谈话作为医患之间一次正式的交流，医师要提前做好自身仪表及专业形象的建设。由于医师与患者家属很可能是第一次碰面。整洁得体的穿着、落落大方的举止、恰当的肢体语言运用等这些非语言的因素，比较容易增加信任感，为后续的医患交流起到积极的作用。在谈话过程中，医师应该具备相应的语言能力和技巧，使用恰当的语速语调，主导谈话的气氛、走向和节奏。

3. **选择合适的谈话场所**　术前谈话最好选择在安静、可以保护隐私的场所进行，以保证医患沟通的效果，避免外界环境因素及其他的人为干扰，如病区内配备专用的谈话室则更佳。术前谈话是连续的、需要双方经常交换意见的过程，所以应当尽量避免在护士站或者过道内进行，如果谈话过程频繁地被电话或者前来询问病情的其他患者打断，势必会影响交流的效果。对于一些重大、高风险或者可能有潜在医疗纠纷的手术，术前谈话最好安排在拥有视频或音频监控的专用谈话室内进行，以备必要时举证。

4. **注意确认谈话的对象**　现有的多项法律法规均规定知情同意的第一权利人是患者本人，所以在实施术前谈话之前，医师最好能询问患者本人对于参与谈话的意愿。对于患者不愿意参与或者存在需要提供"保护性措施"的情况。应该按照相关法律法规的规定，与患者的委托人或直系家属进行谈话。建议充分考虑患者的心理状况，以及对于疾病的认知。在可能的情况下请患者及家属共同参与到术前谈话中，以充分了解患者本人的意愿及取得患者对治疗的充分理解和配合。

5. **明确谈话的目的**　知情同意是法律赋予患者的权利，所以进行术前谈话是法律所规定的程序。但更为重要的是，通过手术之前的充分沟通，在医患之间建立共同的目标，增加彼此的信任，消除对手术的恐惧，对可能发生的风险有客观的认识，为后续治疗的顺利开展做好铺垫。

6. **明确术前谈话的内容**　术前谈话内容一般包括患者疾病的诊断情况、手术治疗的必要性、手术方式选择依据、术中和术后可能出现的并发症及意外情况、拟采取的预防术中和术后并发症及意外情况的有效措施、手术治疗的预后和经费估计等方面。医患双方都应当认识到，手术知情同意书，并非"霸王条款"，也非"免死牌"。由于目前医患关系中客观存在的一些问题，很多医师在开展术前谈话时，出于自我保护的考虑，往往花费大量的时间用于强调术后并发症及各种意外情况，而忽略了疾病和治疗本身，这样做很容易在患者和家属中间制造出非常紧张的氛围。不得不说这是一种现实的悲哀，医师强调并发症的可能性无可厚非，但绝不应成为术前谈话的主要目的和内容。

术前谈话时间有限，很难做到面面俱到，因此应当根据患者的具体情况，有所侧重。

例如,对于手术并发症,有些医师会选择将知情同意书上的所有并发症内容念一遍,这样做,既浪费时间,也很难让患者真正理解,起不到多大的效果。比较合理的方式是根据患者的情况,和所选择的术式,将对于该患者而言最可能发生的,或者危害性最大的那些信息重点交待,其他的则可以用比较笼统的方式带过。例如,"这个手术创伤很大,人体各个脏器的功能都会在不同程度上受到打击,所以各种风险都可能存在,但是患者有比较严重的冠心病,所以手术中或者手术后,是不是会发生心脏方面的意外,是我们医师非常关注的……"除了告知并发症发生的可能性,还应介绍可能采取的预防措施,以及发生后的补救措施。这样可以让患者和家属觉得医师是经验丰富的,对可能发生的状况是有预案的。更容易建立起患者对医师的信任,从而获得患者及家属的理解并同意手术、配合治疗,对于可能发生的并发症也有一个提前的认知和心理准备。

手术治疗的效果是患者最为关心的问题。手术效果的好坏直接影响患者的预后。大多数外科疾病,手术治疗后疗效明显,立竿见影。因此,大多数患者及其家属,会有急于求成的心理,甚至一时看不到立竿见影的效果,埋怨手术白做了或不成功,引起不必要的医疗纠纷。有的外科医师术前可能过分夸大手术的作用,结果反而给患者造成极大的失望。由于不同疾病的特点、个体差异和病程进展的不同,对手术治疗的效果表现有迟后性和不可预测现象,如库兴综合征,切除腺瘤后,肥胖不是近期就能消失的;结石手术和恶性肿瘤手术后的复发现象,往往不可预测。因此,术前谈话时,对手术治疗效果的迟后表现性和不可预测性,一定要提前告诉患者及其家属,使患者对预后有充分的认识和心理准备。

对于术前谈话的内容,可以参考"5R"原则:

(1) Result——如果不手术,会导致怎样的结果。

(2) Recommendation——你推荐什么样的手术方案,会帮助到患者什么?

(3) Risk——不同的治疗方案都有风险,对方能承担哪种?

(4) Rights——对方有权利决定是否手术。

(5) Responsibility——对方应承担的责任有哪些?

虽然这个原则并不完美,但是掌握了"5R"原则,可以帮助年轻医师更快熟悉和掌握术前谈话这项工作。

7. 保持客观公正、避免不良心理状态影响　外科医师的成长,需要大量的手术经验积累。由于患方签署知情同意书是手术前必须完成的法定程序,所以为了能够做手术,在谈话过程中医师可能会有选择地避重就轻,故意强化或淡化某些信息,对患者的判断进行一些诱导,以利于达成患方的同意,这种技巧并不值得提倡。对于知情同意而言,充分的告知是同意的前提。当然,谈话中,医师可以站在专业的角度,充分表达自己的意见和建议,但在提供信息时,也应该保持客观公正,做到不说大话、不说假话。

8. 保证充足的谈话时间　要让患者对于即将进行的手术有充分的了解,继而完成知情同意书的签署,需要充足的谈话时间。那多少时间才算合适呢?日本规定术前谈话时间至少要在半小时以上,而在我国患者群体中的一项调查显示,约70%的患者或者家属都希望与医师在术前进行交流的时间能够在 15～30 分钟。在现实世界中，只有约 40％ 的术前谈话时间在 15～30 分钟。很大一部分术前谈话连 15 分钟都保证不了，这显然会影响谈话的效果。充足的交流时间，是医患之间进行充分沟通与交流的前提，所进行的手术越复杂、危险性越高，就需要越多的时间开展术前谈话。而对于一些急症或者危重患者，需要在短时间内获得患者或家属的知情同意，立即实施手术治疗以挽救生命。这种情况下，不应过度强调交流时间，而延误了及时的治疗。谈话可以不求全面，但应重点突出，不能遗漏关键信息，以利于患者和家属快速理解并及时作出决定。

医患之间进行术前谈话的时机，绝大部分医师都安排在手术前一天。调查显示这个时间点获得了医患双方的认可，是恰当的。而对于一些家庭情况比较复杂的患者，或者重大手术的患者，建议可以适当将谈话时间提前 1～2 天，以使患者或家属之间有充足的时间进行商议，从而慎重决定治疗方案。

还有一种比较特殊的情况，就是术中谈话。术中谈话一般发生在手术过程中需要变更手术方案时进行。术中谈话的缺点是医患之间沟通交流时间很短，无法保证充分的沟通，而此时患者处于麻醉状态中，医师只能与家属进行沟通。患者家属需要在很短时间内作出选择和决定，这对于没有医学背景知识的普通人群来说是非常困难的。所以，医师应该尽量在术前做好充分的准备工作，对手术困难度，或者可能需要变更的手术方案有充分的判断和预估。尽可能将各种可能性在术前进行告知，从而减少术中知情同意的实施。

9. 合理使用谈话技巧，方便患者理解　　目前，国内使用的手术知情同意书，包含大量的医学专业术语。医师在进行术前谈话时，也会习惯性地使用医学术语来表达。患者或家属来源于社会各阶层，社会身份不同，受教育程度不同，民族、宗教信仰不同。医患之间，对于专业知识的认知并不对等，医师本身也存在着沟通能力的不同，这就造成了很多患者或家属并不真正理解医师在术前谈话时所说的内容。所以，应该尽量使用简单且易于理解的语言，避免过于专业化的表达。并且充分利用模型、图表、示意图、视频、宣传手册等手段，帮助患者及家属充分理解术前谈话的内容。

尤其重要的是，医师应当在谈话过程中主动提供患者提问的时间和机会。让患者或家属能够有机会充分表达出他们的疑惑、担心或者期望，医师就可以针对这些做进一步的解释说明，这样做可以提高谈话的效率，更容易达成医患之间的共同目标。

在结束谈话前，应当再次评估确认患者及家属对于谈话内容的理解程度，以决定是否需要进一步解释说明。

10. 保证患者选择的权利　　医师在进行术前谈话之前一般已经有了自己比较倾向的治疗方案，所以在术前谈话中会试图说服患者。但患者及其家属会有能不能不开刀，是否必须马上手术，采取哪一种手术方法好等疑问。并且出于个人意愿、宗教信仰、家庭状况、经济能力等方面的考虑，患者可能会拒绝医师提供的首选方案。在这种状况下，建议谈话医师对各种治疗的利弊、预后再次进行通俗易懂的解释说明，及时发现患者可能存在的不良情绪,并加以疏导。在这之后应该充分考虑到患者个人的主观意愿及家庭情况,尊重患者的选择,真正做到对于治疗方案的医患共同决策。

11. 知情同意书的规范签署   手术知情同意书,作为体现术前知情同意过程的法律文书,其重要性不言而喻。在处理医疗纠纷时,知情同意书也是具有重要意义的证据材料。手术知情同意书应当采用统一的格式、模板。确保知情同意书填写规范,患者信息、手术时间、签署时间等内容应当真实准确。患者家属签字的,应当由患者出具委托书,委托人和被委托人均应签字,并注明关系。知情同意书中应当有患者或家属书写的对于知情同意过程充分理解并做出决定的相关文字。谈话医师应符合相关规定并签字。

12. 共情   术前谈话,对于患者和家属而言,并非是一个令人愉快的过程。他们会感到紧张、害怕、焦虑、悲伤等。在术前谈话过程中,医师应当体现出共情,多换位思考,多从患者角度出发,注意观察患者及家属的情绪反应,在恰当的时候通过语言的安慰或者适当的肢体接触提供情感支持。适当的安慰与鼓励,可以充分体现人文关怀,拉近医患之间的距离,提高医患之间的信任度,有利于术前谈话的顺利实施。

吴阶平院士有一句名言:“一切为了患者、为了一切患者、为了患者一切。”术前谈话不仅是一个手术前必须完成的法律程序,还蕴涵着深奥的艺术、学问和哲理,体现出一个外科医师的医术、医德和责任心。要达到术前谈话的目的,不仅要掌握适当的方法,更重要的是还要掌握高超的谈话技巧和艺术。一个良好的术前知情同意的实施,不仅可以满足患者获取病情及手术等相关信息的需求,保护患者自我决策的自知力,还可以促进医患沟通、建立和谐的医患关系。这和外科手术水平一样重要,也是一门科学。

思｜考｜题

针对第 2 个案例,你觉得在这次术前谈话中,存在哪些不足。如果是你来实施这次术前谈话,你准备怎么做?

（涂彦渊）

第 七 章　如何告知手术并发症

手术并发症是由外科手术引起的,可能与患者身体条件、所患疾病有关,也可能与手术医师的技术有关。当外科医师面对手术并发症时,最重要的是要与患者取得良好沟通,能够达成共识,共同解决并发症产生的问题。外科医师一定要坦然面对问题,不要逃避困难,在这方面医师和患者的目标是一致的,是将并发症产生的不良结果降到最小。告知手术并发症是告知坏消息的一种,但是因为手术并发症是由手术引起的,外科医师在沟通中更需要谨慎,要对患者或家属可能存在的不信任有充分的思想准备。只有对并发症本身和沟通困难有充分的认识,才能够做好沟通,为并发症的治疗建立良好的基础。

在临床上,手术是一种高效的治疗方法,但是手术也是一种高风险的治疗方法。无论是脏器的切除,还是脏器的重建,都可能带来脏器愈合不良等各种各样的并发症。这些情况不是患者及其家属希望看到的,同样也不是医师希望看到的。

并发症有很多种类,有些比较简单而且容易处理,有些比较复杂,或者可能会产生一些后遗症。我们现在所讨论的需要跟患者进行沟通的,是指这种比较复杂,特别是需要特殊治疗或者再次手术的病例,也包括那些可能会产生后遗症的并发症。面对这些出现严重并发症的情况,如何和患者及其家属很好的沟通,并且达成处理的一致意见是十分重要的。

一旦出现这类并发症,医师必须首先面对问题,对病情要有清晰的认识,做出对并发症的诊断,并且制订相应的治疗方案。同时,医师应该将不同的治疗方案对患者及其家属进行告知,并和他们共同决策。如果不能进行有效的沟通,那么可能会延误病情甚至加大医师和患者之间的矛盾。

关于并发症的告知和沟通是临床上一种常常碰到的情况。这种告知也是属于告知坏消息中的一种。但是对于并发症的认识及如何去做好沟通,外科医师有时并不太注意方式方法,从而影响了后续的治疗的效果,增加了医患之间的矛盾。

案例　患者,男性,56 岁。因为大便出血来医院求治。经肠镜检查,确诊为结直肠癌。医师积极安排入院,并及时给患者做了直肠癌根治的手术。手术当天晚上,患者引流管引流出 200 ml 鲜红色的血液。同时肛门里也流出少量暗红色的血液。患者逐渐出现心跳加快、血压下降的表现。值班医师觉得病情严重,急查血常规,发现血红蛋白有明显下降。于是立刻告知主刀医师。主刀医师来到病房,全面观察患者的表现后,判断该患者出现直肠吻合口出血的并发症。

这时,主刀医师面对如何进行并发症处理的决策问题,医师需要和患者家属进行沟通,然后共同决策下一步该如何处理。从医师的判断来说,因为患者肠道吻合口有比较多的出血,所以主刀医师还是倾向于急症手术止血。当然,此时再次手术增加了手术的风险。病情应该如何处理,这些都应该和患者及其家属共同决策。

如果你是该患者的主刀医师,面对这样的情形,你将怎样和患者家属沟通,告知其并发症的坏消息。以及你将如何和患者家属一起做出进一步治疗的决策?

一、告知并发症坏消息的原则

1. 客观面对并发症　医师应该首先客观地认识并发症的状况,排除其他情感上或心理上的因素,对并发症进行客观的认识。面对患者及其家属时,应该客观地表述对并发症的判断,并发症产生的可能原因及并发症的预后。这样才能让患者及其家属对病情同样有客观的认识,能够做出合理的治疗方案选择,使并发症得到最好的控制。

2. 告知过程需要做好铺垫　一般患者及其家属都不希望听到坏消息。对于不好的消息,都有心理上的抵触,可能会产生心理或情绪上的拒绝。所以开始交流的时候,应该用一些表述让患者及其家属在心理上有所准备。比如说:"李先生经历了一次大手术,全身状况是稳定的,但是我不得不告诉你们,李先生的病情有一些不好的变化。"这样的表述可以让患者对于后面的坏消息有一些思想预备。此时,患者及其家属可能会有一些心理上的接受期,患者及其家属会表达对问题严重性的担心。这种沟通后,医师再说:"问题是局部的,目前看生命体征都是稳定的。患者的引流管提示我们有腹腔出血的情况。从目前的判断来说应该是肠道吻合的地方发生了出血……"

3. 要对患者及其家属的状况有判断　在沟通的过程中,要关注患者及其家属的反应,判断患者及其家属对发生问题的心理承受能力。如碰到情绪比较紧张、承受能力比较差的患者或家属,在告知的过程中,应该充分顾及他们对这个问题的反应和认识,放缓告知的速度,多用语言安慰他们的情绪。当情绪稳定后再逐步进行告知。

4. 要构建共同面对的局面　医师和患者并不是对立的,医师和患者的目标是一样的,都是把疾病治好及更好地恢复。在出现并发症的时候,医师必须让患者或其家属有这样的认识：我们需要共同面对，目前重要的不是纠结并发症如何产生，而是如何面对及如何去处理这个并发症。患者及其家属需要信任医师，关注问题本身。而这一点，应该是医师在沟通中非常重要的一点。如果患者及其家属对手术的医师失去了信任，那么后续的治疗就会产生困难和问题。实在出现了争论或者不信任等情况，应该让科室内其他医师接手，从而更好地解决并发症。

二、告知并发症的注意事项

告知并发症时需要注意以下几点。

（1）要选择单独的、舒适的沟通场所。这样，可以使患者的隐私得到保护，同时更好地沟通。

（2）医师的态度要诚恳，要有同理心，能够理解患者及其家属的想法。

（3）对病情的表述要清晰明了，分析要有逻辑。表述深度有控制，要符合患者及其家属的知识水平和理解力。

（4）医师在沟通中要注意倾听，关注患者及其家属的表述。

（5）医师要学会在沟通中有停顿，给患者及其家属表述的机会，同时判断患者及其家属的理解和意愿。

（6）要鼓励患者及其家属表达出自己的观点，这样才有利于进行更好的沟通，互相理解。

（7）沟通要准备充分，应该让关系密切的家属及能够做决策的家属全部到场，从而保证沟通的效果，能够在较短的时间内进行决策。

（8）坦然面对病情的异议。患者及其家属如果对前期诊疗有异议，应该尽量弱化这些争论，同时强调如何面对目前所要处理的问题更重要。

（9）重要的信息表述要有提示，比如说："有几个重要的认识，你们必须知道。"

（10）表达对治疗的希望。医师需要给患者及其家属一定的希望，而这个希望是要建立在真实的基础上。

三、告知并发症的过程

1. 准备工作

（1）在目前的状况下，对病情有充分的认识。这包括充分的病情询问、体格检查及适当的辅助检查，通过这些检查，医师尽可能确认并发症的诊断和类型。然后制订相应的处理办法，这时可能有多种处理方案，医师都要做好计划。

（2）医师要尽快安排一次和患者及其家属的沟通。因为大多数情况下，患者及其家属此时已经知道手术可能产生一些不好的结果。患者及其家属对这个结果并不了解，他们正处于一种担心的状态下,既不希望这是一个严重的后果,同时也很担心后果非常的严重。所以尽快沟通可以减少他们的焦虑和担心,让大家把注意力更多地集中在疾病本身的进一步诊治上。

(3)医师需要找到一个比较安静、私密的场所进行沟通。在这样的场所里,医师和患者及其家属可以做到充分的沟通。同时,保证患者的隐私也是重要目的。如果安排在人员繁杂的场所,会抑制患者及其家属的表达意愿及情感流露,使沟通难以很好地进行。

(4)沟通前医师要确定沟通的对象。有的时候可以让患者本人参加,有的时候需要让患者回避,这方面需要医师首先与患者及其家属进行初步的沟通。如果患者本人参与,也希望患者的家属可以参与,特别是与患者关系密切的、重要的家属参与。家属的参与可以帮助安慰情绪化的患者。同时我们要确认可以做出决策判断的人,可以是患者,也可以是家属,如果是家属,这个人应该得到患者的授权委托。

(5)医师及其助手要做好充分的思想准备。特别是排除自己对并发症的情绪上的认识和心理负担。医师必须要有这样的心理,这是一个不得不面对的局面,不得不面对的病情。医师的任务不是逃避责任,而是和患者及其家属统一思想,制订进一步诊治的方案。

沟通开始,医师需要有自我介绍,如果有其他医师参与,同样要向患者及其家属进行介绍。然后,请患者或家属做一个简单的自我介绍,这样对交流中的场面控制建立基础。这种会谈往往会有比较多的患者家属在场。对于参与沟通的医师来说,确定患者及其家属中的关键人物非常重要。他可能是患者,也可能是患者所委托的某个家属。医师需要更关注那个负责沟通的人,同时也要兼顾到陪同的亲属的想法。

2.病情说明　进入沟通,可以有不同的开始方式。此时如果患者在场,可以首先了解一下患者对病情的理解和认识,这种沟通开始会有一定困难,但是可以让医师把控后续表述的方向和沟通的深度。如果患者及其家属开始有情绪化表现,可以把患者的认识放在比较后面。

然后,我们就要进入第一个困难的环节,要告知不好的消息。

此时,医师的预告是非常重要的。这个预告可以给患者及其家属一定的思想准备。而且预告可以使患者及其家属能够集中注意力来关注你后面所要表达的事情。比如说:"恐怕事情比我们预想的要严重。""术后的恢复产生了一些问题。"或者:"我恐怕要告诉你们一个不好的消息。"这样的表述,可以避免患者及其家属产生过大的情绪变化。而且这样的表述之后,患者和家属会对你后面的表述非常关注。医师此时可以略作停顿,观察一下患者及其家属有无情绪化的反应。

随后医师应该非常客观地介绍病情变化。主要可以介绍手术的目标,希望达到的效果,手术后恢复良好的方面,然后描述不好的表现,我们做的检查,以及目前医师组对并发症的判断。此时要做到态度坦诚,语言简洁,表述清晰,重点突出。让患者及其家属对病情有正确的判断和理解。这时要注意表述不能过快,循序渐进,要把握好整个沟通的节奏。不要给患者及其家属太多的信息,以至于难以理解。在表述的过程中,要观察患者及其家属表情和表现。如果对方有不理解，或者情绪上的变化。需要适当的停顿，询问他们的疑惑，或者让他们表述自己的理解。此时当患者或家属有人表述了情绪化的语言，要注意避免进入情绪化的沟通，要保持并关注理性表达，控制好整个局面。

沟通的过程中，医师要注意自己的表述方式，要能够结合患者及其家属的文化程度。对于文化层次及理解力高的患者及其家属，应该做比较专业的表述，而对于一些文化层次不高的人，尽量避免使用一些专业术语，可以适当地应用比喻，其间还可以不断地询问他们的理解。

3. 沟通认识　在这个过程中，医师要表现出同理心。如果患者及其家属表达出一些情感或者情绪，比方说悲伤、焦虑等，医师要适当地予以回应。可以用非语言行为，也可以用语言进行安慰。要注重交流中的停顿，从而使患者及其家属有机会询问他不知道的，或者是他不理解的信息。

在这个交流过程中，一个要点就是关注患者的认识及需求。我们需要知道患者及其家属知道什么，担心什么及希望什么。在患者及其家属的认识上进行沟通和解释，更容易让他们理解面对的并发症及认识目前的主要困难，从而避免一些主观的意向和不当的联想，这样可以使问题的处理更加直接明了。交流中要关注患者的想法。有的患者希望得到更详细的信息，需要做好相应的解释，有的患者或者家属表达不关注太多的细节时，也不需要做过多的表述。

医师有时也可以坦诚地表述自己的失望，特别是对前期治疗效果的失望。这样可以表示出医师的坦诚，让患者及其家属建立对医师的信任。

在这个过程中建立共同信任是非常重要的。让患者适当地表达他的感受很重要，医师应该表达对患者的理解。比方说："我很理解你面对的困难。"同时在这个过程中要注意让患者能有充分表述的机会，特别是表述出他所担心的问题。然后予以解释。只有这样，医师和患者及其家属可以建立信任关系，才有可能更好地配合后续的诊疗计划。

医师在最后需要关注患者及其家属对所描述信息的理解程度。简单的方式，医师可以做一下小结，当然最好是让患者自己对病情有一个表述。医师可以这样要求："我不知道您对情况是否已经理解了，您能够简单讲一下自己的理解吗？"

4. 共同决策　在沟通之后，当双方能对并发症的情况达成共识之后，医师需要立刻进入确定下一步计划的环节，这些计划能给患者及其家属更多的希望。

首先，需要确认患者的担心，然后医师做好解释工作。对于一些可以控制和不需要太担心的事项，医师可以先讲出来，从而让患者获得信心；然后再表述一些确实需要担心的事项。

然后，可以提出医师组对目前的并发症有怎样的计划。如果有不同的诊疗方案，需要讲清楚不同方案的优点和缺点。在这些方案中，应该对并发症的预后有所表述，同时治疗所需时间有所表述。医师交代后续的时间，要注意不能过于具体，而是给一个比较宽泛的时间期限。因为病情的变化是医师难以控制的。此时医师需要给患者一些希望。比如说,"如果情况恢复的好,那么会怎么样。"或者从另一角度表述,"即使有最坏的结果,也不过是怎么样。"

在这个过程中很重要的是要表述两个观点。首先,我们需要一起来解决这个问题,医师和患者一定要协作好,作为医师方,我们会十分关注这件事情,我们会尽全力来治疗这个并发症。表达出解决问题的决心能给患者及其家属一定的信任。其次,如何处理这个困难是我们目前最需要解决的问题,我们需要撇开一些对前期诊疗的疑问,共同面对目前的并发症。这样可以使大家关注并发症的处理,而不是纠结于并发症的产生。如果患者及其家属表达出对前期诊疗的不满或者质疑。医师可以表述:"前期的诊疗过程都有很好的记录,如果等全部治疗结束时,你们对此还有所异议,我们把目前的并发症处理好后,可以进一步讨论,或者是让第三方进行处理,但是目前最重要的还是患者的健康。目前,我们应该先把并发症控制住或者治疗好。"希望经过这样的表述,得到患者及家属的认同,能够共同决策来治疗并发症。

医师和患者及其家属此时如果达成同盟,就请他们对后续的诊疗计划做出选择,通过讨论达成共同决策。在参与这个决策的状态下,他们会积极地配合医师进行进一步的治疗。但是,如果患者及其家属难以做出决策,那么医师要明确自己的倾向性意见:"从我们的经验来看,我们建议怎样的治疗。"

5. 沟通结束　此时需要一些最后的告知,医师应该做一个简要的总结,包括:目前的情况、目前的判断、我们共同决策以后准备做的事情。最后需要感谢患者及家属理解,并且表达医师的决心。面对严重的并发症,对于医师来说也是一个考验,医师应该在这种时候表达出自己将尽全力进行处理的决心和信心。同时,医师应该保持对并发症及处理计划的谨慎。

交流结束以后,应该及时安排进一步的处理和检查。在计划有所变动的时候,要及时与患者及其家属进行进一步的沟通,当病情有所好转或者有所恶化时也需要和患者及家属进一步的沟通。

在这个过程中,医患双方需要共同决策,共同担当,解决问题。医师可以适当地布置给患者及其家属一些"任务",比如说他们要留意什么现象或什么指标。这些"任务"是构成医患同盟的一种方式。当然,医师也要告诉患者及其家属,医务人员会定期进行观察的,毕竟这是医务人员的任务。

总之,告知并发症并不是我们的目的,我们也不是希望通过技巧去"搞定"患者及其家属。告知并发症的目标是如何建立医患同盟,将并发症的影响降至最低。医师应该坦诚面对患者的严重并发症,秉承认真负责的职业精神,排除自身的情绪影响,发挥出自己的能力和集体的力量,和患者及其家属站在一起共同将并发症处理好,使患者能够减少痛苦并得到康复。

四、小结

手术并发症是外科医师总会碰到的困难,在告知手术并发症的过程中外科医师一定要保持坦诚的态度,客观地进行沟通。同时,外科医师一定要重视沟通环节,这是处理并发症的重要步骤。

1. 准备工作　外科医师首先要对并发症有充分的认识,然后制订相应的处理方案,同时医师要对沟通困难有充分的思想准备。尽快安排一次和患者及其家属的沟通。要找到一个比较安静、私密的场所进行沟通。医师需要有自我介绍,然后请患者或家属做一个简单的介绍,以便确定沟通的方式。

2. 病情说明　可以首先了解一下患者对病情的理解和认识,然后医师要告知并发症。一个重要的技巧是医师要有一个坏消息的预告,随后医师应该非常客观地介绍病情变化,包括手术过程及并发症的表现。在表述的过程中,要注意患者及其家属的表现,做好安慰工作。

3. 沟通认识　医师要充分表述治疗组的意见,同时医师要倾听患者及其家属的理解和需求。在这个过程中,医师要具备同理心。在这个过程中建立共同信任是非常重要的。

4. 共同决策　当双方能对并发症的情况达成共识之后,医师要介绍并发症的治疗方案。如果有不同的诊疗方案,需要讲清楚不同方案的优点和缺点。请患者及其家属对后续的诊疗计划做出选择,通过讨论达成共同决策。

5. 沟通结束　最后医师应该做一个简要的总结,包括:目前的情况、目前的判断、我们共同决策以后准备做的事情。最后需要感谢患者及家属理解,并且表达医师的决心。

> **思 | 考 | 题**
>
> 1. 告知手术并发症前,如何让患者及其家属对坏消息有心理准备?
> 2. 告知手术并发症,医师应该掌握哪些原则?
> 3. 如果患者或其家属在沟通中出现不配合的情况,该如何处理?

（向　阳）

第八章　如何与患儿家属沟通

　　儿科的服务对象为儿童,多数儿童专科医院接诊自出生至 18 岁以下的未成年人。儿科疾病常表现不典型,起病急、变化快,临床症状和体征不明显,给诊断带来困难。儿童表达疾病能力差,所以儿科也常常被称为"哑科"。医患沟通大部分时间是与患儿家属的交流。目前,我国大多数家庭只有一个孩子,孩子被视为全家的重中之重。孩子患病全家紧张,儿科医师成了全家的希望寄托。治疗过程中一旦沟通不及时或语言、方法不当,很容易造成严重的负面后果,影响正常医疗活动,破坏一个家庭的日常生活和工作,甚至导致医患矛盾和纠纷。儿科的医患沟通与成人明显不同,具有独特的形式和特点,临床医师在医患沟通中要充分注意这些特点。

一、与患儿家长沟通的原则

　　医务人员在与患儿家长沟通的过程中要充分注意以下原则。

　　(1) 明确沟通目的,确定谈话主题。沟通时一定要明确谈话目的,避免使用含糊的话语。谈话时注意选择谈话场合,谈话时有需要回避的内容时,应离开病房。交代某些重要内容时可能需要第三者见证。

　　(2) 选择合适沟通对象,沟通语言适当。当交代诊断、治疗和预后相关的重要信息时应和患儿法定监护人沟通。沟通时注意语气、语调,沟通时尽量站在患者立场上。尊重患者家属,称呼要得体。

　　(3) 表达通俗,避免使用过多医学专业用词。医学的专业性很强,有很多专业词汇,不懂医学知识的家属不一定能理解,沟通时表达要简洁,用容易懂的语言解释病情,必要时可以用图片、模型、录像等资料形象说明。

> **案例**　小明,男,4 岁。因"皮疹 5 天,发热 3 天,嗜睡 1 天"入院。
>
> 　　小明 5 天前在幼儿园接触有手足口病的同学后出现手部皮肤疱疹,后足部、臀部、口腔黏膜均出现疱疹。病初家属未予重视,最近 3 天出现发热,体温高达 40℃,

精神尚可。曾到社区医院就诊,考虑手足口病,予抗病毒及退热对症治疗。但是2天来小明精神欠佳,伴有呕吐3次,为非喷射性呕吐,无腹泻,食欲缺乏,考虑手足口病合并脑膜脑炎,经家属同意后予腰穿,提示脑脊液异常,予甘露醇降颅压等治疗。1天前,小明突然出现神软、嗜睡,考虑患儿病情危重,建议转入重症监护室。

由于小明是三代单传,在家庭中受到极大关注。转入重症监护室前医师与家属谈话,告知监护室内家长不能陪护,病情随时可能恶化,花费巨大而且死亡风险高,很有可能人财两空。这引起了小明父母的强烈不满,担心没有家长陪护医院不能很好照顾小明,一度对病情的严重程度和治疗方案提出质疑。虽然最终考虑医疗安全,小明父母还是同意其转入重症监护室,但是家长的疑虑仍然没有消除,不愿意签署病危通知书。

1. 解析　由于小明是独生子女,三代单传,全家的关爱都集中在小明一个人身上。家长担心不让在医院陪护,医护人员能照顾好自己的孩子吗? 手足口病合并脑膜脑炎真有这么严重吗? 医院的治疗是否及时、有效? 为什么越治越重? 签署病危通知书是医院在推卸责任吗?

在医患沟通时,医务人员应当适当地了解患者的家庭背景和家长所担忧的问题,表现出所应具有的专业性,应对危重患者病情做出预判,以及病情变化时采取应对措施等,取得家长信任。

小明进入重症监护室后,医护人员马上与小明的全家沟通,接待同时又仔细询问小明的病史,了解病情的变化,结合体格检查和实验室检查报告快速制订了详细的进一步检查和后续治疗方案。并且在介绍病情的同时将重症手足口病的危重性告知家长,也详细介绍医院的治疗计划,告知家长,目的在于取得家长理解与配合。

该案例的沟通中医师迅速准确判断患儿病情及严重程度后,主动介绍病情,真实准确地进行表述,使家长对疾病有正确的认识和充分的心理准备。在告知病情危重的同时,医师耐心地安慰患儿家属,避免使用刺激性的语言,告知家长该病是一种常见病,目前治疗方案成熟,树立家长信心,与医师共同面对疾病、战胜疾病。当家长表示担心预后与后遗症的问题时,医师强调在积极抢救的同时会注意脏器功能的保护,病情一旦稳定会转入普通病房,并长期随访,如果有神经系统后遗症的情况,通过后期康复治疗可改善神经功能。不仅让家长感觉到医师的细心和责任心,同时让家长心里对患儿有正确的期望值,防止以后病情与心理预期反差过大而引起不必要的医疗纠纷。

2. 示范

家长:我小孩就发热几天,有那么严重吗? 为什么要住在抢救病房?

医师:您小孩属于手足口病合并脑膜脑炎,为重症手足口病,病情非常严重。虽然手足口病是小孩的常见病,但是重症手足口病合并脑膜脑炎还是相当危险的,随时有生命危险。

家长:不会吧,那么吓人?

医师:小孩精神很差,并且最近1天一直睡觉是不是? 刚才我们已及时给您的小孩做了腰穿检查,结果异常,显示存在脑膜脑炎。为了抢救小孩子的生命,在抗病毒的同时,我们已经给孩子降颅压治疗了,目前继续监护病情变化。

家长:我们也没有耽误小孩看病,为什么会这么严重?

医师:手足口病是病毒感染引起,目前没有特效药物可以防止病情的发展,有一定比例的重症手足口病发生率,抗病毒的同时进行密切观察和积极对症治疗是治疗重症手足口病的策略。

家长:那治得好吗?

医师:手足口病的治疗方案目前比较成熟,我们会尽最大的努力,在治疗原发病的同时,最大限度地保护脏器功能,避免和减少并发症的发生。

家长:以后会有后遗症吗?

医师:部分患者可能会留有神经系统后遗症,需要长期随访,通过后期康复等治疗来改善。

(这时一位一起值班的规范化培训医师来汇报,患儿的生命体征尚稳定)

家长:哦,谢天谢地! 那孩子还危险吗?

医师:当然还有危险,现在只能说病情暂时稳定,我们需要继续监护、抢救,我们希望孩子能度过危险期,平安无事! 但是现在还是需要您在病危通知书上签一下字,表示我们已经把病情详细与您交代,您也理解我们的工作了,在以后的治疗中我们将密切配合。

家长:我们家就这么一个宝贝,全靠您了,医师。

(家长很激动并在病危通知单上签了字)

医师:请您放心,我们一定会尽力的。

家长:谢谢! 医师,孩子的抢救和治疗都拜托您和护士了。

医师:不客气,我们一起努力吧。

3. 小结　该案例沟通的要点在于及时发现患儿的病情变化,并作相应检查,发现病情的严重性,并转入重症监护病房。重症监护室医师接到患者后积极与家长沟通,详细了解病情变化,解释病情发展的原因,并告知相应的治疗方案,设身处地为患儿和家长着想,安抚家长的紧张情绪,这一点至关重要。

患儿是独生子女,全家关注的中心,当家长对疾病的严重性不理解时,医师通过耐心细致的讲解,让家长了解患儿目前的临床状况,使家长对疾病有感性的认识。

监护病房积极的处置,进一步加深患儿家长对医师的信任,并使家长积极配合医师治疗。

在家长关心后遗症的问题上,医师给出专业的回答,通过积极治疗尽量避免,并会长期随访,为后续的进一步随访治疗奠定了基础。

二、与患儿家长沟通时的注意事项

与患儿家长沟通时,医务人员要注意以下几点。

(1) 要充分理解家长的焦虑和担心,在自己认为是常见情况时也不能认为家长故意不理解或者有意刁难、小题大做。

(2) 耐心细致做好病史询问、查体、治疗及关于疾病预后、发展、转归的解释,认真回答家长的每个问题。

(3) 对于不了解疾病知识、不配合治疗的家长,要及时进行疾病知识的宣教,并告知本次治疗的重要性、目的、治疗方法,尽最大的努力得到家长理解,使患儿家长配合治疗。

(4) 无论遇到什么情况,都不要与家长发生正面冲突,以免引起矛盾。对于个别素质低、文化水平低、无理取闹的家属,要不卑不亢,冷静处理。

(5) 医务人员自身要有良好职业道德水平。良好的"三基",熟练掌握专业知识和操作,使家长充分信任医护人员的能力和技术水平。

(6) 入院初次沟通一定要耐心、详细,用专业知识通俗地解释疾病的发展变化,告知目前治疗方案,解答家长的疑问,安抚情绪,取得家长信任。初次沟通效果将直接影响整个治疗过程。

(7) 查房及时发现疾病变化。细心观察,善于发现病情变化,及时给予正确、恰当的处理。让家长放心,患儿满意。适时关心家长及患儿在院期间的生活、心理状况,尽可能解决他们的困难。

(8) 提高语言技巧的同时,也要关注儿童心理和家长心理。给家长解释疾病每一个变化的因果,合理解释检查结果的诊疗意义。沟通过程中要留意沟通对象的情绪状态,注意自己的情绪,学会自我控制,以良好的心态和饱满的工作热情面对患儿及其家长。

> **案例** 患儿小红,女孩,7 岁,诊断急性淋巴细胞白血病 1 年余,发热、呼吸急促 2 天。
>
> 小红为独生女,家庭经济一般,父亲为出租车司机,母亲为超市收银员。由于孩子得了急性淋巴细胞白血病,看病花了很多钱,原本不富裕的家庭经济更加拮据。
>
> 小红 1 年前不幸得了急性淋巴细胞性白血病,住院,经化疗后诱导缓解。最近化疗后外周血象一直很低,白细胞计数 1.2×10^9/L,骨髓穿刺检查增生低下。本次发热入院 2 天出现气急、呼吸困难,住院检查发现由于免疫力低下而合并重症肺炎,呼吸急促,病情危重,患儿需转入重症监护室接受机械通气等治疗。

小红父母非常悲观,因化疗药物价格昂贵,并发感染使用抗生素等是一笔不小的开销。几次住院已把家里大部分积蓄都花完了,家庭经济拮据,家长心理压力很大,一想到这个问题小红父母就痛苦万分。

急性淋巴细胞白血病随时有复发可能,即使这次难关可以渡过,以后的生存机会有多大还不知道。

转重症监护室时家属存在以下顾虑,转科是不是意味着孩子活着的希望更渺茫?以前孩子生病,一直是家长陪着,她醒来找不到亲人怎么办?重症监护室无陪护,住院费昂贵,再也负担不起了。如果债台高筑,人财两空,该怎么办?如果治疗失败那就意味着再也见不到女儿了。

1. 解析　面对这类特殊疾病患者,医师不仅要关注她们的疾病,更要关注疾病给他们自身及其父母、家庭所带来的深远的心理-社会困境。当然在与患儿家长沟通中不能漠视儿童自身的情感需求,要给予足够的安慰和心理指导。在此原则下进行有效沟通可以获得患者及家属的信任和配合,避免不理解和纠纷的出现。

2. 要点　此案例在沟通中应特别注意白血病疾病的特殊性,这类疾病的沟通应特别注意以下几点。

(1) 医师在沟通时要充分显示自身的专业性,利用自身专业素质取得患儿家长信任。疾病的病程长,需要长期治疗。

(2) 疾病负担重,需要争取全面的社会支持。

(3) 了解疾病对父母的工作和个人生活质量的影响。

(4) 不忽视患儿及其家庭的精神压力,医务人员尽可能给予特殊指导、支持和帮助。

思 考 题

1. 按照以上原则,如何与第2个案例中的家长进行良好沟通?

2. 在与患儿家长沟通时,面对不同家庭成员,如何进行有效沟通使家庭认识得到统一?

3. 对严重疾病患儿,怎样消除家长焦虑情绪,便于更好配合治疗?

(王宏胜)

第 九 章

情绪问题患者的识别和简单处理

对于一个医师来讲,碰到情绪不稳定的患者和家属是最头疼的了,有时候自己也会受患者的不良情绪影响,从而影响自己的诊断思路和处理。有时候面对特殊情况还需要会识别及保护自己,这对于初入职场的医师是非常重要的一关。

一、常见的患者情绪问题

(1) 愤怒的患者。

(2) 情绪焦虑或抑郁的患者。

(3) 傲慢或恃势凌人的患者。

(4) 缺乏耐心的患者。

二、医师要掌握的技巧

(1) 会识别患者的情绪。

(2) 各种不同情绪患者的特点。

(3) 有效的应对原则。

(4) 注意自己的情绪不要被患者影响,变成患者情绪的"镜子"。

(5) 注意安全。

三、案例

(一) 愤怒的患者

案例 患者,40 岁。在外院已经做过头颅的影像学检查和血液方面检查,由于必须进一步明确患者目前状态,医师需要进行头颅影像学复查和血液指标复查。

患者抱怨医师不负责任，并不针对自己的病情。"为什么还要检查？在外院（或前一个医师）不是已经查过了吗？是不是医师及医院为了赚钱。""如果查出来还是和上次一样那怎么办？""能不能不做这些检查，你按照你的经验治疗不行吗？""我觉得你们医院就是忽悠我们患者，赚黑心钱，怪不得人家都说……"

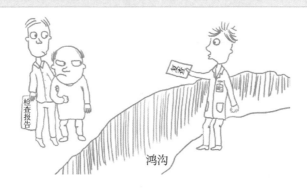

鸿沟

愤怒患者的特点：①攻击性强，情绪容易激动；②患者有一定的目的，为此发起争吵；③患者有否"故意"嫌疑？④作为医师，有否给予"回击"？

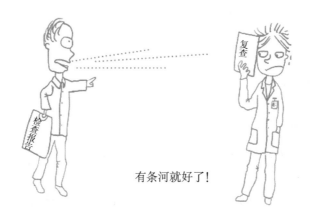

有条河就好了！

(二) 情绪焦虑或抑郁的患者

案例　患者 40 岁，第 3 次就诊；要求做脑磁共振成像（magnetic resonance imaging，MRI）检查，而在 3 周前患者已经做过该项检查了。该患者有脑梗的家族史，故会有担心，并且有躯体的主诉，头昏、头痛，自己也经常上网搜寻相关的知识，知道自己才做过检查，但担心上次医师是否遗落了什么，而且在这 1 周来又出现了头昏、头痛、睡眠不佳等不适症状。"我感觉我这次真的病了，头痛，睡眠也不好……"

"我也上网查过这些都是脑血管疾病的早期症状……""我父亲是脑梗,我伯父也是脑梗,我也不年轻了,我觉得我也可能……""你上次给我检查的时间比较短,我担心你没有给我检查清楚。"

情绪化患者的特点:①是否被告知坏消息?②患者本来就情绪不佳;③眼泪和情绪化"背后"的故事?

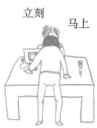

立刻　马上

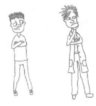

谁傲慢?

（三）傲慢或恃势凌人的患者

案例　患者家属,40岁,父亲脑梗就诊,坚持要立刻就诊,开始说自己是认识某领导的,接诊医师评估患者病情认为需要继续等候就诊,该家属表示不满意并且贬低接诊医师,认为接诊医师水平不足以替他们看病,并称要投诉医师,认为医师没有资格下判断。"上次那个主任说我们病情很重的,说一有症状马上要来医院的。""如果你耽搁了就要你负责的,你能负这个责任吗?""我们病情如果因为你耽搁了,我会让你吃不了兜着走。"

傲慢患者的特点:①轻视(要求点名的医师);②口气恃势凌人;③挑刺;④对医师或医院不满意。

（四）缺乏耐心的患者

案例　患者家属,40岁,因为家人头晕、头痛急诊就诊;急诊患者较多,期间还有病情更重的患者需要优先就诊,导致该患者排队候诊的时间较长,对医师抱怨:

"你看得太慢了。""为什么要等这么长时间。""别的医师都比你看得快。""你看得快一点好不好。""为什么要等这么长时间,不是急诊吗,这样等那么长时间和门诊有什么区别。""我的父亲突然头昏、头痛,万一被你耽搁了怎么办。""那个救护车的患者比我们晚到,你却给他先看了,是不是因为我们不是救护车送来的,你就认为他们病情重,我也可以叫救护车的呀。"

缺乏耐心的患者的特点:①自我中心;②表情及肢体语言:不耐烦,在诊室外面抱怨、敲门,甚至不断闯入。

三、处理的方式

1. 倾听
(1) 集中注意力。
(2) 面对指责时保持冷静。
(3) 周围环境尽可能安静人少。
(4) "重复"患者提出的问题。
(5) 礼貌地给予解释。

2. 注意仪态
(1) 肢体语言代表想法。
(2) 不要表现防御性。
(3) 和对方保持在一个姿势水平。
(4) 注意自己的音调。

3. 有效交流
(1) 用一个你知道的常用的解决方案。
(2) 告知患者可以与相关管理人员沟通。
(3) 不要用言语攻击。

4. 有效管理时间
(1) 不迟到。
(2) 有效地分流患者。
(3) 简洁明了解释让患者等待的原因,尽快转移到患者就诊的目的。

四、常用的言语示范

(1) "什么事情让你生气?"(注意听患者所说的,避免防御)

（2）"排那么长的队的确不容易。"（意识到患者存在的困难和烦恼）

（3）"挂号处的护士和你说了什么？"（鼓励患者说出细节，找出特殊性）

（4）"等那么长时间是挺烦躁的。"（意识到患者具体的情绪，同理心）

（5）"你那么生气是因为太浪费时间了？"（体会患者生气背后的原因）

（6）"我了解下具体的原因，以免下次……"（从患者利益角度做些什么，倡议）

（7）"你可以去门诊办公室做下一次预约。"（尽可能给患者提供一些可利用资源）

（8）"不管怎样现在轮到了，这次来主要是因为……"（尽快转移到患者就诊的目的）

（9）"我能够理解你的感受。"（对患者的痛苦情绪作出回应）

（10）"对于发生在您身上的事情，我表示十分抱歉。"（表达歉意）

（11）使用共情。包括使用口头语言（如"这样的事情发生在我身上，我也会有这样的感觉"）和肢体语言（点头，眼神交流，表现出忧虑）。

（12）"我将会努力去解决问题。"（切合实际地说明发生的情况）

（13）告诉一个情绪激动或生气的人："镇静下来。"（而不是"不要担心"）

（14）"因为我不清楚其他医师做过怎样的治疗，所以我不能草率地对医疗细节做出任何评价。但是我会尽力查明情况。"（不要为难其他医师）

（15）"对不起，我有些事情要忙。咱们一会再聊。"（如果你感觉控制不住自己的情绪，可以暂且离开，并且在离开前告知患者）

五、注意事项

（1）安全第一。注意患者及其家属与门的位置关系，确保在他们有暴力倾向的情况下，自己能够很快离开，防止被困在房间里。

（2）与患者保持一定距离。这一安全措施也可防止患者产生不舒服或有受威胁的感觉。

（3）如果条件允许，与患者或家属在安静的地方进行交流。同时，为了确保安全，告知其他同事自己的去向。

（4）尽量给患者提供座位。人坐着时，更容易控制愤怒的情绪。

（5）让患者尽可能地发泄怒气，不要打断他们。大声吵闹发泄够了，他们自然会停下来。

（6）注意使用恰当的语调、语速和音量来平复患者的情绪。

（7）不要采取防守姿态或使用尖刻的话语；不要受对方语调、语速或肢体语言的影响。

当患者或家属很生气时，他们常威胁说要进行投诉。发生这种情况时，不要产生戒备心理，也不应结束谈话，而是应当尽量真诚地与患者或家属进行交谈。首先，冷静地告诉患者他们的确有投诉的权利；如果他们坚持投诉，自己愿意告知他们具体的步骤。其次，向患者说明最重要的事情是弄清楚具体问题及寻求解决方案。

思|考|题

患者的母亲,40 岁,为其孩子就诊。孩子 7 岁,因为咽痛、发热就诊,她曾经在提供病史的时候告诉医师,她的孩子青霉素过敏(以前皮试一次有些可疑阳性,当时医师作为阳性处理),但是回家给孩子吃了药以后看到药盒上写着"对青霉素有过敏史者慎用",非常担心并为此生气。前来询问,你是她的另一个接诊医师,应如何回答患者的质问。

(蔡亦蕴)

第 十 章　如何与传染病患者沟通

　　传染病是由病原微生物感染人体后产生的疾病,其基本特征之一就是具有传染性。进入 21 世纪以来,传染病疾病谱已发生很大改变,总体发病率明显降低,许多传染病得到了有效的控制,发病率大大下降,有些甚至已经灭绝,如天花、脊髓灰质炎;但是有些传染病仍然未能得到有效治疗,如慢性乙型肝炎等;甚至还出现了一些新的难以治疗、严重威胁生命的传染病,如艾滋病、疯牛病;近年,又出现了一些新发传染病,如"非典"(severe acute respiratory syndrome,SARS)、人感染高致病性禽流感等。

　　各综合性医院基本都开设有传染科或感染科专科。基于传染性疾病的特殊性,传染病患者在生理、心理方面都有一定的特殊性。传染病患者很多必须隔离,部分患者会感觉医护人员及亲朋好友是因为嫌弃而故意疏远,会产生恐惧、焦虑、孤独的心境,影响治疗的进程和效果;另一方面,慢性传染病病程长,易反复,治疗上不仅耗费了大量时间,经济的支出也会让患者对家人有内疚感,思想负担极重。因此,在与传染病患者沟通方面,有一些需要注意的地方。

一、有效沟通技巧

　　1. 语言沟通　针对不同的人群应采取不同的语言沟通方式。文化层次较高的患者,生病以后往往会去翻阅书籍,甚至上网查阅资料,或通过网络和病友交流,对病情的演变和医嘱的调整非常敏感。沟通中,医师应对医嘱的变动和患者的提问作出合理解释,并适当运用专业术语,必要时告知患者目前此类疾病的国际、国内进展状况,以示医师的专业功底及对疾病的把握能力,只有这样才能赢得患者的信任、取得实效(例如,你好,根据《循证医学指南》,目前此疾病首选××治疗,这种治疗有效率可达××,而主要不良反应为××;针对您个人来说,您的情况是……);而对文化层次较低,缺乏医学常识的患者,在沟通中则尽量少用医学术语,用通俗易懂、简单明了的语言和患者交流。

　　2. 背景环境　在沟通交流中,选用合适的语言环境和背景也很重要。一般来说,非正式性的、有温暖感、安静的、私人性的、不受强制的环境会产生更好的沟通效果。但也有患者喜欢热闹、公开、集体参与性的或带有音乐的环境。故应根据患者不同的性格、爱好及病情选择合适的背景环境,以协助语言交流达到最佳境界。

3. 非语言沟通 恰当运用肢体语言。如对患者入院、出院起身迎送表示尊重,正性使用面部表情,与患者交流时应面带微笑,可以消除患者恐惧陌生感,增加康复信心;而面对重症患者宜用得体有度的严肃表情;在患者挫折感明显时以非冷漠的平静表情沉默陪伴为佳,给患者以充分的发泄空间。

二、患者信息的收集与综合

传染病患者出于自卑情结或一些不可告人的心理影响,可能会隐瞒病史。例如,有吸毒史的艾滋病患者,担心引起法律纠纷而隐瞒吸毒既往史,会影响医师诊断病情等。对于这样的患者,医师应尽量让患者解除心理疑虑,关键是建立信任,医师应严格依法保护患者隐私权,为患者保守秘密,避免在公共场合讨论或评论涉及患者隐私或有身份识别的信息,能做到未经患者同意不公开患者病例资料。

(门诊,疑诊为 HIV 感染患者)

医师单独问诊,保证问诊场所的私密性。

医师:你好。我是感染科的 X 医师。您为什么来就诊? 您有什么不舒服?

患者:我没有任何不适,但有一些化验单说是有问题,你可以帮我解释一下吗? 我是不是得了艾滋病?

医师:(看了化验报告)两次抗体检测都是阳性,有 HIV 感染可能,但要确诊还要再做一些检测。我还要问你一些问题。你放心,我们的交谈是完全私密的,我们会依法保护您的隐私权。

患者:好的。

医师:你知道,HIV 是通过血液、体液传播的,所以您有没有一些高危行为? 比如……

病史询问中,还需要注意流行病学史、个人史和家族史的获得。传染病具有流行病学的特征,表现出流行性(散发、流行、大流行、暴发)、地域性、季节性、周期性等特点,因此流行病学资料在传染病的诊断中占有重要地位,这是传染病与其他疾病的区别所在。应询问患者有无传染病病史及家族史,有没有输注血制品、吸毒、血液透析病史,有没有不洁性生活史,有没有不洁饮食史及拔牙、文身、外伤史等。

三、维护患者知情权

与其他系统疾病一样,传染病的治疗方案并不是唯一的,有时可以有多种方案选择,在这种情况下,医师应该将每种治疗方案的适应证、剂量、疗程、利弊等告诉患者,让患者在对自己病情及治疗方案充分知情的基础上选择一种治疗方案。

（病房，慢性乙型病毒性肝炎患者，因反复肝功能异常入院）

医师：王先生，你好。今天感觉怎样？

患者：李医师你好。我的检查报告出来了吗？肝功能好一些了吗？

医师：看您的肝功能报告，转氨酶还是有轻度升高，但比前次检查下降了一些，HBV-DNA也是挺高的，2×10^6拷贝/L，说明有乙型肝炎病毒复制。现在你有两种选择，一是继续目前的"保肝"治疗，但是"保肝"治疗并不能抑制病毒的复制，不能从根本上解决问题，是"治标"。另一个，就是需要抗乙型肝炎病毒治疗。这是可以抑制病毒复制的，是"治本"的一个方法，但可能需要长期的治疗，甚至有可能要终身治疗。但选择抗病毒治疗，目前对您来说是比较好的。

患者听从了医师的建议，选择了抗病毒治疗。随着医学的发展，抗病毒治疗的药物已较前几年有所增加，以干扰素来说，既有长效干扰素，又有普通干扰素；核苷类似物的选择可以有拉米夫定、阿德福韦酯、恩替卡韦、替诺福韦等。这些药物使用方法不同，疗程各有差异，适应证也略有差异，治疗的费用从每天十几元至一百多元不等。面对这些治疗方案，患者可能无所适从，医师应该从专业的角度，根据患者的病情、经济的承受能力等，协助制订合理的、科学的治疗方案。

四、正确的健康教育

传染病患者，最怕的就是传染。既怕自己的病传染给家人、朋友，又怕别人的病传给自己。因此，无论在门诊，还是病房，健康教育应贯穿始终。健康教育的对象，不仅是患者，还应该包括患者的亲朋好友。告诉患者疾病的传播途径及防护知识，平日的饮食起居，如何与他人正常相处。传染病的传播途径有很多种，社会上很多人由于不了解传染病的传播方式而对传染患者产生恐惧心理。其实很多传染病，如乙型病毒性肝炎、丙型病毒性肝炎、艾滋病，主要是通过输血或血制品、药瘾者静脉注射、性接触、母婴传播等方式侵入人体，谈话、握手等根本不可能传播。通过医务工作者的反复宣教，社会不应当对传染病患者有任何的排斥和歧视，传染病患者作为社会的一员，应当享有我国公民所应该享有的一切合法权益，同时也可为社会作出应有的贡献。在上学、就业方面，除非是某些特殊专业或岗位的要求，处于稳定期的慢性传染病患者完全是可以上学和工作的。同样，也是可以恋爱和结婚的。

（门诊，慢性乙型病毒性肝炎患者及家属）

医师：王先生，你好。今天随访？

患者：李医师你好。我已抗病毒治疗3个月了，今天看病毒指标下来了没有。

医师：好的。您的肝功能复查是正常的，HBV-DNA也降到了检测值以下，说明治疗是有效的。继续口服抗病毒药物就行。

患者家属：医师，上次就想问您了，他这病传染性挺强的吧？我们都跟他完全隔离了，吃饭什么的都让他单独一个，他还跟我们生气呢。

医师：这你们做得有些过了。常见的慢性乙型病毒性肝炎主要是通过血液、体液传播，还可通过母婴传播而感染。日常生活的接触中，只有密切接触，如性接触及各种分泌物的接触，才有可能感染乙型肝炎病毒，一般接触如握手、拥抱等，是不会感染上乙型肝炎病毒的。一起进餐，只要没有大的口腔溃疡、牙龈出血，是不会传染上的。

当然，也要教育传染病患者要尊重和保护他人利益。传染病患者应该意识到，自己在特定的条件下是会构成对别人的传染的。因此，在日常生活中，应尽量避免与别人共用餐具、牙具、剃须刀等日常生活用品，同时也要学会理解别人对传染病患者存在的恐惧心理。

五、小结

总之，鉴于传染病患者疾病及心理的一些特殊性，在沟通时应时刻注意患者需求的变化，有效增进医患之间的关系，让患者对医护人员建立信任，对疾病诊治的顺利开展具有重要作用，有利于患者尽快康复。

> **思｜考｜题**
>
> 在发热急诊，一个患者怀疑为人致病性禽流感感染，你如何接诊并告知病情，并有效劝说其接受隔离观察，同时通知家属及接触人群来医院检查。

六、临床案例演练

1. 第1部分

（1）场景：在肝炎病房，护士通知新入院的患者到了。

（2）患者情况概述：患者杨某，男性，28岁，大学本科，汉族，某公司职员，未婚。

（3）现病史：因为乏力、食欲缺乏、尿色发黄来医院门诊检查，发现血肝功能：丙氨酸氨基转移酶（ALT）380 U/L，总胆红素 40 μmol/L，乙型肝炎两对半：HBsAg（＋）、HBeAg（＋）、抗 HBc（＋），以肝损伤：乙型病毒性肝炎收入院。

（4）既往史：患者为乙型肝炎病毒携带者，家中母亲和一弟弟也是乙型肝炎病毒携带者，平素肝功能正常。无饮酒及药物等服用史。

（5）患者个人情况描述：28岁，男性，大学本科毕业，在金融行业工作5年了，已升职为中层干部。平时工作很繁忙,基本早 8 晚 9,加班是常事。未婚,有一女友,相处 3 年,感情稳定,准备买房后就结婚。但由于老家在内地一个小城市,父亲小职员,已退休,母亲无工作,家境一般,目前距首付还差一点。

初中时曾经体检发现乙型肝炎 HBsAg(+),但肝功能正常,没有任何不舒服,也不影响上课及活动,知道母亲也是乙型肝炎小三阳,一直也没有治疗,身体也很好,就没有在意。偶尔体检,肝功能都是正常的。2 年前得知弟弟也有乙型肝炎,应该都是母亲传染的。平时生活比较健康,不吸烟及饮酒。最近半年升职为中层,工作量一下增大,熬夜加班经常发生。1 周前感觉乏力,食欲缺乏,厌油腻,并且发现眼黄、尿黄,感觉肝脏可能出了问题,立即去医院门诊抽血,医师果然告知乙型肝炎发作。心理比较紧张,害怕公司知道,影响工作,也害怕女友知道会有什么改变。不知道乙型肝炎能够控制吗?

(6)任务:你需要采集病史,给出诊治方案,并能够进行良好沟通,解除患者疑虑。

建议开始沟通的话语:"小杨你好,我是你的主治医师,我叫……"

2. 第 2 部分

(1)场景:患者小杨已经进行保肝治疗,转氨酶及胆红素都有所下降,临床症状也有缓解,HBV-DNA 2×10^6 拷贝/L,你准备建议他进行抗乙型肝炎病毒治疗。但小杨最近 2 天情绪很差,不思言语,照顾其生活的母亲也常常流泪。

(2)患者情况概述:患者入院后即予以保肝、降酶、退黄等对症治疗,病情改善较满意,住院初期患者对疾病的治疗非常配合,女朋友也天天前来探望,并且还带来一些自己亲手做的食品给患者加强营养。可是随着住院时间的推移,患者常常愁容满面、不思言语,照顾其生活的母亲也常常流泪,更不见女友的身影。经过了解,获悉女友及其家人由于害怕病情的反复对工作和今后生活质量的影响及对后代的影响,已断绝与其交往。

入院时,由于是初次发病,自己与家属、女友对慢性乙型肝炎的情况尚知之不多,医师说没什么问题,猜测可能与普通的感冒、发热差不多吧,治疗之后即可康复出院。住院之后,随着和医师的交流增多,病友之间的交流及自己翻阅相关的书籍,感觉越来越害怕,非常恐慌,觉得该病是不治之症,后患无穷。另外,通过和其他病友的接触,了解到慢性乙型肝炎的治疗是一个长期的过程,既会耽误工作,还要增加额外的开支,因此开始有明显的焦虑感;尤其是女友的离去,使自己有一种被遗弃的感觉。因此,表现为情绪低落、闷闷不乐,配合治疗也不积极。

(3)任务:鉴于患者的恐惧、焦虑状态及自卑心理,你作为管床医师,应尽量解除患者顾虑,树立治疗信心,并积极配合治疗,如同意,可能要终身服用抗病毒药物。

(4)建议开始沟通的话语:"小杨,你现在肝功能好转很多,但你好像有什么心事,可以告诉我吗?"

3. 沟通要点和分析 医师应深入浅出地给患者讲解慢性乙型肝炎的发生、发展及其转归,告诉患者虽然慢性乙型肝炎目前还不能治愈,但是已有很多药物可以控制其病情的发展,只要定期复查,及时用药,以及适当的自我保健,完全可以像正常人一样生活、学习、工作；平时查房的时候，经常向患者讲解乙型肝炎的保健常识，既往肝炎患者成功的治疗范例，以及目前对于慢性病毒性肝炎的治疗进展，打消患者的顾虑，树立治疗疾病的信心；此外，还可以请一些心情开朗、乐于助人的住院患者，讲讲他们患病之后是如何对待自己的病情，以及如何与家人、朋友相处的。

　　肝炎患者入院之后，医师首先有一个问诊的过程，通过问诊不仅要采集到患者的病史，同时还要多听听患者的想法，听听他们自己对疾病的看法，对医院、对医师有没有特殊的要求，更重要的是，尽量通过短暂的接触，建立起患者对医师的信任感，这种信任感会对今后的治疗产生非常积极的作用。患者对医师职业权威的信任是医患关系建立并保持和谐的重要基础，世界上可能没有任何一种关系，如同患者对医师，希望在最短的时间内，与一个素不相识的陌生人建立起信任和密切的关系。此患者是一个母婴垂直传播的乙型肝炎患者，母亲一直未出现临床症状，自己也是初次发病，之前一直是把自己当作"健康人"看待，生病之后才发现慢性乙型肝炎治疗的艰巨，女朋友离他而去，自己也对治疗失去了信心。这时，由于已经建立起患者对医师的信任感，医师通过自身的医学知识和医疗经验，发动其他住院患者共同开导，取得了良好的成效。

（李　蕾）

第十一章　如何与临终患者沟通

临床上,我们常常会面对多脏器功能衰竭、生存期短的"临终患者"。所谓"临终患者",指医学上已经判定在当前医学技术水平条件下治愈无望、生存期在 6 个月内、即将死亡的患者。

具体而言,临终患者包括以下几种:①恶性肿瘤晚期患者;②脑卒中并危及生命疾病者;③衰老并伴有多种慢性疾病、极度衰竭、生存期短患者;④严重心肺疾病失代偿期病情危重者;⑤多器官功能衰竭病情危重者;⑥其他处于濒死状态者。

临终患者是一个特殊的群体,尽管患者的疾病病因不同、身体状态不同、心理需求不同,但是他们都不可避免地走向死亡。他们渴望躯体上的抚慰和精神上的支持,希望有质量有尊严地过完余下的生存时间,在这一点上又是相同的。医护工作者不仅需要提供医疗服务进行疾病诊治,更为重要的是要进行良好的医患沟通,正确认识与尊重临终患者的最后生活价值,提高临终患者的生活质量。

> **案例**　患者,72 岁,男性,确诊乙型肝炎肝硬化 20 年,因呕血、腹水反复入院诊治,近 1 个月出现皮肤黄染、腹胀加重、尿量减少,复查提示肝癌伴门静脉癌栓、乙型肝炎肝硬化失代偿、肝功能衰竭、肝肾综合征,由外院转至我院就诊。假设你是门诊首诊医师,应当如何与患者及家属进行沟通? 请进行情景假设及角色扮演。

一、与临终患者沟通的原则

与患者沟通的基本原则,需要给予患者充分的选择权,考虑患者的心理适应能力、人文社会因素,认同并尊重患者的文化习惯。若遇到坏消息,则需要分步告知,予以心理缓冲,并让患者保留希望。

对于临终患者,在基本沟通原则的基础上,为了增强患者的依从性,特别需要选择合适的语言、多次的沟通。其中,共情是最有效的沟通方式。对于临终患者错误的理解、悲观的情绪,需要及时地进行修正与终止。

同时,与临终患者家属的沟通也非常重要。仍然以基本沟通原则作为基础,相比较患者本人可以更加客观地、直接地进行病情沟通,反过来有助于家属配合医护展开对于临终患者的各项支持。

二、如何与临终患者沟通

1. 沟通前准备   首先,在医患双方进行沟通前,需要选择合适双方沟通的交谈时间与交谈环境,以营造和谐的氛围,提高沟通的质量。安静的、注重隐私保护的环境更让人有安全感和放松。

其次,细致的沟通前准备,能更好地、快速地建立医患之间的信任关系与良好印象,有助于提高沟通质量。比如,记住患者的姓名,并应用恰当的称谓,可以增进双方的亲切感;熟知既往病史与诊治经过,了解个性特征、文化背景、生活习惯及宗教信仰等。又如,在沟通整个过程中避免电话干扰、其他事务分心,注意眼神专注、表情真挚、情绪饱满、态度亲切,给临终患者带来愉悦、放松、信任之感。

接下来,在展开沟通交流之前,需要明确交谈的目的与任务,适当地控制交谈时间与节奏,尽量减少不确定、不相关的事情,而围绕目的与任务展开推进,予以解释说明并预判可能性。更高质量、有建设性的沟通,并向患者及家属提供进一步可行的方案与选择。

2. 沟通过程   在开始交谈时,需要自然过渡,可以通过问候、关心甚至夸赞等自然地转入主题,体现医护人员的关爱之心,让患者自然放松,减少抵触。

(1) 聆听。沟通的过程中,强势地、一味地诉说是需要避免的,而予以适当的聆听是对患者的一种尊重与关怀。临终患者,常常会对其他生命的消逝而感到伤感,会谈及过往给自己定位,也会聊到家人与未来。聆听他们的声音,鼓励他们诉说,有助于帮助他们表达自我情感、克服对死亡的悲伤。

在聆听的过程中,不应打断患者的表达,也不应插入医护的自我判断和分析,而应当专注地鼓励临终者深入话题,畅所欲言。可以"你是怎么想的?"开头,以"是的……再告诉我一些"鼓励继续,微微点头、轻声应和、适时反馈,得体的肢体语言、专注的眼神交流,都是对临终患者的一种关爱、鼓励与尊重,真正地体现了医护人员的人文关爱。倾听临终患者所表达的想法和感情,即使对于负面的、不好的想法也不要表现出震惊、厌恶等,而是以理解、共情的方式让患者表达自我,必要时可以适当给予一些建议。

(2) 提问。在沟通过程中,仍需要医护人员把握整体谈话节奏与方向。适时的提问,是一个非常自然、有效的把控与引导手段。不以决定的、强制的口吻说话,而是以商量的、试探的方式提问。提问的原则是,以临终患者为中心,以交谈目的来展开。可以将患者拉回到真正关注的主题与内容,同时也可以根据患者的不同反应及时进行调整。提问时,有直接的问题引导,如"你有什么感觉?"也有开放式提问,鼓励患者表达自己的真实感受与担忧。适时地提问并控制提问的顺序与节奏,避免过多的问题让患者感到困惑甚至紧张。

(3) 回应。通过对患者信息的回应,可以有效地表达对临终患者的关心与理解,更好地建立双向沟通途径,有助于沟通交流顺利进行并深入下去。回应时,对于患者激烈的反应,或是抑郁低落的情绪,甚至是喋喋不休的状态,需要保持客观、冷静与宽容,不予直接评判、不被带入感染。在理解了患者所表达的观点后,可以"嗯""是的"等简短语言予以回应。必要时,可以适当保持沉默,辅以点头、微笑和手势等非语言回应,也能让临终患者感到尊重与关注。

3. 非语言沟通　在医患沟通中,非语言沟通是一种重要而又有益的补充,也更容易获得临终患者及家属的信任,使得患者在生命末期感受到人文的温暖。非语言沟通,主要包括仪表、表情、眼神、姿势和动作等。

舒适、大方的外表与着装,可以增进患者对医护人员的良好印象。温柔、舒缓的姿态与步态,不会给患者带来压力与紧张。面部表情,更是一种无声的语言,透露出医护人员内心的情绪与想法,临终患者常常会敏感地进行捕捉与解读。反之,医护人员也可以通过患者面部流露的表情来了解他们的情绪变化与心理需求,给予适当的满足与回应。眼睛是心灵的"窗户",临终患者复杂、多变的心理状态,通过目光给出信息,医护人员也可以通过目光接触与交流予以关怀与回应。另外,适当的肢体接触,也是一种有效的沟通与安慰,传递一种理解、温暖与关怀,"此时无声胜有声"。

三、与临终患者沟通的注意点

(1) 10 个"要点"。①与临终者第一次接触时,要主动热情地介绍自己的姓名和职务,表示愿意为其服务的态度;②要掌握声音的大小和语调,说话清晰;③要面对他们说话;④要对他们提出的问题给予反馈;⑤要提高倾听的技能,积极、专心地听他们的言语;⑥要与他们目光接触以表达对他们的关心和尊敬;⑦要观察他们的面部表情、姿势和体态语来发现线索,了解他们的感受;⑧要避免任何使他们感到难堪和不快的事情;⑨要使用礼貌语充分尊重患者及家属;⑩要尽可能使他们了解自己的病情,让其知道对他最重要的是生命的质量而不是寿命的长短。

(2) 10 个"不要"。①不要使用患者不熟悉的医学术语和词语;②不要使用模棱两可、含糊不清、意思隐晦的词语;③不要为打消患者的焦虑而给患者敷衍了事的安慰话;④除非病情需要,不要主动打听患者的隐私;⑤不要使用耳语、咕哝、嘟囔;⑥不要在患者及家属面前,对其他护理人员评头论足;⑦不要刺伤患者的自尊心;⑧不要当着患者的面抗辩;⑨不要假装在听;⑩不要因为知道疾病的基本过程,就理所当然地认为自己已经了解临终者的需要。

四、与临终患者建立信任关系

1. 与不同情绪的临终患者建立关系

（1）医护人员需要了解患者的不良情绪。临终患者的情绪多样，容易变化甚至走向极端，对于他们情绪的了解与体谅是医患良好沟通的基础。对于不良情绪的忽视，可能会激化与伤害医患关系，甚至对躯体疾病、诊治效果产生不良影响。常见的不良情绪，可以有忧伤、低落、抑郁、绝望，也可有烦躁、焦虑、愤怒等。

（2）医护人员需要控制自己的情绪。医护人员需要客观、冷静地对待临终患者及家属的不良情绪，而不被他人不良情绪所左右。有充分的心理准备，有积极的应对措施。

（3）先处理情绪，再处理事件。情绪是沟通的基础，情绪处理也是一种沟通技巧。可以根据临终患者的不良情绪，有针对性地建立沟通。比如：

1）患者沮丧、忧伤，予以关心鼓励的语言，通过递茶、递纸巾等细节给予温暖。

2）患者情绪低落、哭泣，可以适时中断谈话，在静默中给予患者缓冲，并允许患者适当的宣泄。

3）患者抑郁，可以多用提问的方式，引导和鼓励患者诉说内心的感受。

4）患者烦躁、焦虑，可以耐心地帮助患者梳理，发现引起焦虑的问题所在，并给予可操作的解决方法。

5）患者愤怒，可以适时转移注意力、转移话题，必要时暂时回避并由其他医师出面进行缓冲，让患者充分表达以作宣泄。

因此，以同理心表达为主，以共情为沟通原则。同时，避免过度关注而对临终患者及家属造成压力。

2. 与不同疾病的临终患者建立信任合作关系

临终患者均面临多脏器功能不断衰竭及死亡的现实，医患沟通方面有着相似之处。但具体疾病不同、病程不同，患者的躯体及心理状态不同，家属的家庭及经济负担也不同。因此，仍需要相应地调整沟通策略。

例如，对于慢性疾病逐渐发展至多脏器衰竭、病程时间长的临终患者，患者及家属对于疾病的认识更全面，对于预后的准备更充分，心态情绪相对较稳定，不易出现极端状况。因此，可以较正常地沟通，向患者及家属反映真实的疾病情况和诊治计划。

又如，对于突发疾病导致多脏器衰竭，患者及家属对于疾病无了解与准备，对于死亡预后无法接受，通常心态起伏大、短期内花费高，极易产生不良情绪，需要医护人员从伦理、法律、医学学术、心理适应和人文社会等多角度进行沟通。

3. 与不同个体特征的患者建立信任合作关系

与临终患者沟通中，需要考虑各临终患者之间存在着不同的个体特征因素，包括年龄、性别、文化程度、身份地位等。

例如，若是儿童患者，需要特别表现出呵护、关爱，注意口吻、建立情感，消除陌生感与恐惧感。对于成人患者,沟通时需要考虑到他们的具体处境,比如就诊时间、家庭条件、经济能力等,设身处地考虑患者的困难,有助于增进信任、改善依从。其中,中年患者相对人生阅历丰富,理解能力较强,真诚、直接的沟通更易获得患者及家属的信任。对于老年人,则更需要体现关爱与照顾,在描述病情、告知诊疗时尽量简单明了,并尊重他们的不同想法。对于女性患者,尤其要注意对其隐私的保护。

对于低文化程度患者,在语言上要通俗易懂、多打比方,尽量避免专业术语或者做解释说明,同时医嘱明确、简单而降低理解难度;对于文化程度较高的患者,则可以更全面、深入地进行沟通交流。对于身份地位高者,需要不卑不亢、低调处事,而地位平平者则需平等以待、真诚相对。对于沉默寡言患者,可以多角度收集信息,患者的任何只言片语、表情动作及亲属提供的信息,都可作为重要的诊疗依据。

临终关怀,是一个沉重的话题。临终患者在面对疾病与死亡时的无助与绝望,是需要医护人员在疾病诊治的过程中予以更多关心与重视的。良好的医患沟通,可以安慰和体恤患者,帮助他们更好地表达自我、宣泄情绪,燃起希望并敢于面对死亡。通过运用语言及非语言沟通,可以带给临终患者最后的温暖与尊严。

> **思 | 考 | 题**
>
> 患者,81 岁,男性,长期高血压、糖尿病控制不佳,逐渐出现心、眼、肾、周围神经等多种并发症,近 1 个月突发急性脑梗死而长期卧床,入院后发现肺部感染、压疮及多脏器功能衰竭。患者久病脾气暴躁,你作为床位医师该如何与患者沟通? 又如何向家属告知病情及预后?

（戴晓敏）

第十二章　如何与精神异常患者沟通

　　临床医师每天要面对各种各样的患者,这些患者出于对疾病的恐惧,主动求医问药,临床医师的任务就是通过良好的医患沟通,了解病情,给予患者及时准确的诊断和治疗。但是,受传统生物医学观念的影响,临床医师会更多关注患者的躯体状况,忽略患者的精神状况,而这些患者可能患有精神疾病,或者躯体疾病共病精神疾病。

　　精神疾病指的是大脑功能发生紊乱,导致认知、情感、行为和意志等精神活动不同程度障碍的总称。常见的重性精神疾病包括精神分裂症、双相情感性精神障碍、重度抑郁症等,轻性精神疾病包括焦虑症、恐惧症、强迫症、进食障碍、性心理障碍和人格障碍等。导致精神疾病的因素是多方面的:先天遗传、个性特征、器质性因素、社会性环境因素等。许多重性精神疾病患者可能会有幻觉、妄想、怪异行为、冲动行为和消极自杀行为等,绝大多数缺乏自知力,不承认自己有病,不主动寻求医师的帮助;轻性精神疾病会有焦虑、紧张、担心、偏执、疑病、强迫和睡眠障碍等症状,同时也会有躯体症状。这类患者虽然可能会认为自己有问题,但更多归因于躯体疾病,于是反复到临床各个科室就诊,阴性的检查结果使患者更为紧张,无效的治疗结局又会造成对医院、医师的不信任,易引起医疗纠纷。所以,临床医师应重视与精神疾病或者躯体疾病共病精神疾病患者的沟通。良好的医患沟通,有益于精神疾病患者的诊断和治疗。

　　不同临床科室的医师均会遇到精神疾病或者躯体疾病共病精神疾病患者,使用的沟通技巧也不尽相同,作者水平有限,不能置身于各个科室去探讨。下面仅列举精神科门诊中的几种典型案例,并予以解析,供大家参照、参考。

一、劝说不合作患者接受诊疗

> **案例**　患者,男,24岁,空闻人语、怀疑被迫害1个月。
> 　　近1个月来,无明显原因出现凭空听到有人在评论自己的一言一行,怀疑有人要害自己,甚至感到家人也参与其中,联合起来害自己,感到紧张、害怕,拒食,入睡

困难、易醒,枕头下常放一把菜刀自卫。家属担心患者有精神问题,由多人强制患者来精神科就诊。既往史无特殊,大学文化,公司职员,单身,无不良嗜好,病前个性谨慎、要求完美,无精神病家族史。精神检查时极不合作,认为医师也与家属联合起来害自己,拒绝配合检查,无法有效交流、沟通,并有冲动言行。

1. 冲突点　患者不信任医师,不配合检查,有冲动言行,无法进入下一步诊治流程。

2. 解析　空闻人语常见于言语性幻听,怀疑被害常见于被害妄想,而言语性幻听、被害妄想属于精神病性的症状,常见于精神分裂症。基于上述推理,该患者患精神分裂症的可能性较大,由于病程只有 1 个月,应该处于疾病早期,此时患者对于幻听和妄想的内容特别敏感,常常为此感到紧张害怕,有不安全感,有防范心理,对于怀疑的对象会有攻击行为,基于上述原因,再加上该患者被强制、非自愿来院诊治,表现得不配合是可以理解的,医师此时应通过合适的沟通技巧,重点解除患者因幻觉妄想和强制就医造成的不安全感,尽快帮助患者建立求助动机,接受治疗。

3. 示范(医患对话)

医师:您好! 你看起来很不高兴,是自愿来医院的吗?(理解患者的情绪)

患者:不是,他们骗我来的。

医师:他们为什么要这么做?(开放性提问,以引出精神症状)

患者:他们对我不好。

医师:不好在哪里?

患者:他们要害我。

医师:怎么害你?

患者:在我饭菜里下药?

医师:下药? 下什么药? 有证据吗?

患者:不知道,反正我吃了不舒服。

医师:所以你很害怕是吗?(共情)

患者:当然。

医师:下药的原因是什么?

患者:不知道。

医师:他们是你的亲人,会不会冤枉了他们?(实时质疑,动摇患者的妄想)

患者:我也不想冤枉他们,但事实如此。

医师:如果医师通过检查能够帮助你了解事实真相,你愿意吗?(提出基于患者推理的合理化检查和治疗建议)

患者:当然。

二、病情解释、协商治疗

> **案例**　患者,女性,36 岁,反复背部、头部疼痛 2 年余。
>
> 　　近两年来自觉生意难做、压力大,常与丈夫争吵,事后常觉背痛、头痛、眼疼等,多次到江西、山东、上海等著名医院就医,就诊于骨科、神经内科、神经外科、心内科、眼科、中医科等,躯干及头部磁共振成像检查无异常,脑电图、心电图、眼压及血液检查均无异常,镇痛药物疗效不佳,担心自己患了疑难杂症。中医科医师建议患者精神科就诊。既往无重大疾病史。出生在江西,高中学历,做事能力强,23 岁结婚,夫妻感情好,患者在家处于"领导地位",生育 1 子。6 年前到山东经营小百货,起初生意尚好,近几年有房租及经营压力。
>
> 　　个性:外向,自我中心。月经正常,家族史无特殊。体检:心率 84 次/分,血压130/80 mmHg,余无特殊。精神检查:意识清,定向好,仪态整,接触主动,反复诉说自己的身体不适感:"背痛不能仰睡,且位置经常变动""头疼得像一根铁丝穿过""眼睛胀痛"等,对既往就诊的医院、医师表示极大的不满,并对陪诊的丈夫表示埋怨,认为丈夫对自己关心不够,情绪焦虑、紧张、担心,对本次就诊抱有极大期望,认为再看不好则"生不如死",未引出幻觉妄想,智能好,自知力部分。诊断:持续性的躯体形式疼痛障碍。

　　1. 冲突点　患者怀疑有病,自觉痛苦,要求检查,但仍不能确诊,治疗也无效,不被家人理解;医患关系紧张,对既往就诊的医院、医师表示极大的不满。

　　2. 解析　持续性躯体形式疼痛障碍是一种不能用生理过程或躯体障碍予以合理解释的持续严重的疼痛,情绪冲突或心理社会问题直接导致了疼痛的发生,经过检查一般不能发现主诉相对应的躯体病变。疼痛是最重要的主诉,全身任何部位都可受影响,背部、头部、腹部和胸部最常见,病程迁延常持续 6 个月以上,疼痛障碍可严重地影响患者日常生活的各个方面,职业、人际交往及家庭均可受累,患者活动能力下降和社会隔离反过来又会导致新的心理问题,如焦虑、抑郁,从而形成新的疼痛和疲劳,患者为了寻求治疗可能会花费大量的时间和金钱。

　　这类疾病常见于综合性医院骨科、疼痛科、神经科、消化科、心内科、胸外科、眼科、妇科、推拿科、中医科等。医师常常仅从生理学角度解释病情,否认躯体疾病的存在,而患者的质疑和症状,会导致医师有愤怒感和挫折感。如不能很好识别、恰当处理,容易造成医患纠纷,医师应学会使用共情,理解患者;医师不要直接否定患者的主诉及判断,恰当告知诊断,强调疾病的生物-心理-社会因素的共同作用;患者面临医源性疾病的风险,同时造成巨大的经济浪费,所以要谨慎选择检查及治疗项目。

3. 示范(医患对话)

医师:您好! 有什么需要医师帮助的吗?

患者:医师救救我,我得了怪病,背痛得不能仰睡,头痛得像一根铁丝穿过,眼睛胀痛,看过很多医院,也花了很多钱,都看不好。

医师:明白,疼痛折磨了你两年,这两年你一定很痛苦吧!(共情)

患者:医师你太理解我了,太痛苦了,真的生不如死。(患者哭泣)

医师:是的,做那么多检查,我想了解一下检查结果?(重视检查结果)

患者:都是正常的。

医师:医师怎么说?

患者:说我没有病,让我看中医,中医又让我看精神科。

医师:家里人怎么看?

患者:他们也认为我需要看精神科。(患者不满地将目光投向陪诊的丈夫)

医师:医学上有一种病叫"持续性躯体形式疼痛障碍",主要表现为疼痛,经过检查一般不能发现相对应躯体病变,一般认为和压力、情绪等因素有关,这种病很难识别,你觉得自己符合吗?(告知、解释)

患者:我确实生意上有压力。

医师:或许有关系,而且这种疼痛和一般疼痛不一样,止痛药无效。(解释)

患者:是的,那怎么办呢?

医师:既然和压力、情绪有关,就要采取减压和改善情绪的方法,包括心理治疗、药物治疗,不知你是否愿意?(解释指导,下一步治疗建议)

患者:愿意,我一定配合治疗,谢谢医师。

三、临床风险评估、告知缺失

> **案例** 患者,女,27岁,反复闷闷不乐、兴趣减退2周,总病程3年。
>
> 3年前因"闷闷不乐、兴趣减退、早醒1个月"就诊,诊断"抑郁症",抗抑郁药治疗好转,但好转后就自行停药,每次停药后不久就会复发,期间有多次自杀行为。近2月停药,自行来院门诊,诉2周来闷闷不乐、兴趣减退、彻夜不眠,患者主要强调了情绪和睡眠问题,自杀想法很少,医师按照常规进行诊治,开具了既往使用的抗抑郁药,并根据患者要求开具了镇静作用强的氯硝西泮片改善睡眠。患者第2天顿服所有处方药自杀,幸发现及时,经抢救脱离危险,之后,家属来院要求追究门诊医师的责任。调阅门诊病历,没有记录任何自杀风险评估的内容。

1. 冲突点　①风险评估不足；②病史记录不完整,告知缺失。

2. 解析　患者为抑郁症患者,每次停药复发后都有自杀行为。针对此类自杀高危患者,医师应充分重视自杀风险评估,可依据以下原则:①坦诚、耐心地进行自杀风险评估,不要轻信患者的承诺;②与患者讨论自杀风险的防范,及时危机干预,告知家属,并建议家人陪诊,必要时需要住院;③不为自杀风险大的患者开具超量药物;④在病历中如实记录沟通情况。

3. 示范(医患对话)

……

医师:看来这次复发和你停药有关。

患者:是的。

医师:我记得你每次复发的时候都有不想活的想法和行动是吧?

患者:是的。

医师:这次呢?

患者:就是情绪不好和睡不好觉,自杀想法很少。

医师:既然这样,以防意外,我们就做个评估吧,看看程度如何?(态度坦诚、耐心)

患者:好的。

……

医师:评估下来分数还是有点高的,您看能不能这样,首先住院治疗一段时间,然后你拨打一下你父母的电话,我和他们讲一下你的情况,好让他们了解并帮助你。(针对患者:告知、协商、建议)

患者:我不想住院,我和父母打电话。

医师:××的父亲是吗? 我是×医师,你知道女儿最近的情况吗? 她现在因为停药情绪不太好,还有不想活的想法,我建议她住院治疗,她不同意,你看呢? 好的,你如果也觉得先不住院,选择在家治疗的话,那你要多关注她一些,有什么特殊情况及时就医,下次门诊一起过来好吗?(针对家属:告知、建议)

医师:我把你的情况告知了你的父亲,他也同意你在家治疗,但是下次的复诊时间要提前,这次配的药不多,刚够这段时间使用。(告知复诊时间,不开具超量药物)

患者:好的。

医师:我把刚才我们的谈话内容做了一下记录,你看完后没问题的话签个字;这段时间有什么特殊情况请你及时告知家人、及时就医。(做好书面记录,签字确认)

患者:好的,谢谢。

四、小结

在大多数情况下,通常的医患沟通技巧适合于临床上的任何患者,但是由于精神疾病的特殊性,临床医师与精神疾病患者的沟通可能更具挑战性。以下因素均有可能影响到医患沟通的质量。

(1) 精神疾病本身有交流障碍,比如抑郁症患者表现为思维迟缓、注意力和理解力下降,可能在短时间内不能理解医师的问话,就随便给出"是"或"否"的回答;精神分裂症患者表现为联想散漫、疑心重、不信任别人,可能会给出与事实相反的回答。如果医师缺乏耐心,则会获得不正确的病史、做出错误的判断;焦虑症患者表现为无故焦虑紧张,甚至会血压升高,如果只关心、处理血压问题,焦虑就得不到治疗,同时这类患者特别担心药物的不良反应,从而影响治疗。

(2) 人格异常常常会导致医患沟通困难,偏执、冲动、强迫、表演等多种类型的人格障碍,会影响到医患沟通。如果医师处理不当,容易造成医患纠纷。

(3) 疾病自知力缺乏,大多重性精神疾病患者不认为自己有病,较多为非自愿治疗,患者会将反感和抗拒情绪投射到医师身上,导致对医师的不信任,甚至会导致肢体冲突。

(4) 存在病耻感,故意隐匿病史,讳疾忌医,从而影响医师的临床判断。

临床医师应敏锐识别患者的精神状态,在医患沟通时需要充分注意生物-心理-社会因素对于发病机制、临床表现以及治疗转归方面的影响,在诊断治疗的各个环节根据患者的不同情况使用合适的沟通技巧。

思│考│题

精神科门诊:患者,男,30 岁,公司职员。疑病、担心紧张持续已有 6 个月。

6 个月前与"失足妇女"发生有安全措施的性行为,回家后就担心自己患了艾滋病,怕会传染给妻子而回避同房,多次偷偷到皮肤科、性病防治所、疾控中心、传染科做艾滋病相关检查,虽然在不同时间窗检查均是阴性,但在翻阅大量艾滋病相关书籍、文献后发现:"安全措施下的性行为仍有患艾滋病可能,"于是更加焦虑、抑郁、失眠、乏力,无法正常工作。今在姐姐的陪同下到精神科就诊。

请问如果你是接诊医师,如何与这位患者沟通?

(吴　彦)

第十三章　如何与急症患者沟通

从字面上不难理解"症急势重，时间紧迫"即为急症，急诊医学作为唯一用时间维度概念定义的一门独立的、各学科交叉的、综合性很强的临床专业学科，具有自身一些特有的规律。因其时效性的特点，从某种意义上来说，诊治急症患者责任更加重大，而当急性危机降临时，人们通常的心理特点以不良的情绪反应更为多见。这就使面对急症患者的医疗人员比在其他医疗场合可能遇到更多的沟通挑战。

一、建立关系的原则

急诊的工作随机性大，患者就诊的时间和病情均具有不可预见性，碰到初次打交道的患者概率比门诊和病房要大一些。患者在急症就诊的情况下，又处于陌生的环境中与陌生的医务人员打交道，这些外在因素使得患者可能会缺乏一定的安全感。所以，急诊医师留给患者的初次印象显得极为重要，数秒内的接诊准备、问候、良好对话氛围的营造及先使用开放性的问题并对患者的回答表现出关注和尊重的倾听，对接下来其他环节的沟通起着至关重要的作用。下面看一个案例。

> **案例**　患者，50岁，女性，4小时前与丈夫在友人家打麻将时因情绪激动突发头痛，服用止痛药未缓解即刻到附近医院就诊。患者及其丈夫此前未曾在该医院就诊过，对此医院的就诊流程和医师均比较陌生。接诊医师为第二年住院医师，因上一患者对医院就诊排队时间较长迁怒于医师，对该医师出言不逊，接诊医师见新患者时仍然带有对上一患者的不满情绪。

（对话）

医师：你怎么不好？（语气不好，仍带着对上一位患者态度的不满情绪）

患者：我头痛。

医师：去做个电子计算机断层扫描（computed tomography，CT）检查。

患者：你怎么一上来就让我做 CT 检查啊！（患者表示不满）

1. 解析　在此案例中，接诊医师持有对上个患者的不良情绪，即开始对这个患者的接诊，使得对话的初始气氛不佳，所以我们在接诊新患者之前要确保做好充分的准备："将上一个任务搁置，确保上一次接诊不影响下一个任务，对未解决的事件过后再来作出安排，集中注意力来进行新的接诊，尽可能地以一种轻松而又专注的态度给予患者关注。匆忙和分心是医师归结其过失的常见原因。"此案例中的医师在初始时亦没有表现出对患者疾病的兴趣，在没有建立良好关系的基础上即想迅速做出处理，反而得不到患者的理解。为了使得之后的诊疗过程流畅，加强患者对医师信任度，医师应该做好接诊的准备，更加注重建立关系这个环节，通过合适的开场，能够与患者顺畅地开始沟通，能够表达出对患者的尊重和兴趣，从开放式问题开始询问，学会倾听，关注患者的语言和非语言信息。

2. 示范

医师：你好，我是×医师，进来，请坐。请问您是×××吗？有哪里不舒服？（问候，介绍自己，确认患者信息，表现尊重和兴趣。）

患者：医师，我头痛。

医师：看您好像很不舒服，您能具体说说什么情况吗？（关注患者身体舒适度，从开放式问题开始询问。）

二、采集信息的原则

急症患者发病急、疾病谱广，可能会累及多系统、多器官，这就要求医师在掌握本专业诊疗常识的基础上必须对相关学科专业知识亦有一定的认识，以保障在快速的基础上准确地识别疾病及寻求相关学科帮助进行共同处置。即便是急症，在诊疗时间许可的情况下，还是应该尽可能地通过详细的沟通采集足够的疾病信息以做出准确的处置。

> **案例**　中老年患者因急性头痛前来急诊就诊。对于患者来说头痛的体验很常见，以前也发生过，但是本次很剧烈，不能再坚持继续打麻将；自己吃了一片止痛片吐了，仍然持续疼痛，没有加重也没有减轻；头痛表现为全头痛，放射到颈部，像炸开来一样，如果按疼痛程度打分的话，可以打到 10 分。伴随呕吐：头痛后即开始恶心及呕吐数次，喝水也吐。全身没有力气，非常疲倦（隐藏病史：右眼有疼痛，且有视物模糊，被全头痛的症状掩盖下并没有想到需要主动告知医师）。

医师：看您好像很不舒服，您能具体说说什么情况吗？

患者：医师，我下午在朋友家打麻将，正好和了一把，一激动就突然头痛了，我以前也有头痛的。

医师：以前也有头痛的啊，有恶心、呕吐吗？

患者：有的，以前也有头痛，今天吃了止痛片吐掉了。

医师：那就先去做个头颅 CT 检查，看看是不是有脑出血，没有脑出血的话再用点止痛药就好了。

（医师因采集信息不足漏诊了眼部症状，头颅 CT 检查未见脑出血，患者回家后症状并未缓解，结果为青光眼致使视力受损。）

1. 解析　这段对话粗看也许并无不妥，但这位医师犯了对于急症患者采集有效信息时比较容易犯的错误。急诊的节奏一直比较紧张，医师习惯于快速接诊、快速处置的状态，以便于待命迎接下一个急症患者。鉴于这个场景，先回顾下围绕头痛的病史采集要点。

（1）性质。比如疼痛，是锐痛、钝痛、闷痛或呈压榨样疼痛？

（2）部位。"疼痛"的位置在哪里？哪里觉得不适？还有其他位置"疼痛"吗？疼痛位置固定吗？

（3）严重程度。轻、中、重；如果把疼痛按轻微到剧烈分为 1～10 分，你会打几分？

（4）发病情况（时间、频率）。症状何时出现的？症状持续多久了？发生有无特定时间？频率？

（5）诱发因素。

（6）加重/缓解因素。什么情况下症状会好转或是加重？你有尝试些什么方法缓解不适吗？有效果吗？

（7）伴随症状。有没有恶心、呕吐、视物模糊等。

上述场景中的医师为了快速处置，没有多次采用开放式的提问收集必要的信息，再加上相关专业知识储备量不足，故而最终遗漏了对患者眼部症状的询问，从而有可能漏诊了青光眼的急性发作。鉴于急症患者时效性的特点，为节省采集的时间，可根据症状特点灵活运用开放式问题和封闭式问题，敏锐捕捉患者提供的有效信息。

2. 示范

医师：看您好像很不舒服，您能具体说说什么情况吗？（最初先用开放式提问）

患者：医师，我下午在朋友家打麻将，正好和了一把，一激动就突然头痛了，我以前也有头痛的。

医师：以前也有头痛的啊，好的，我记下了。我们先谈谈今天的情况，等下我再问问你以前的头痛好吗？（患者的回答并不一定会与医师的问诊顺序相一致，医师既要对患者的回答做出积极回应，以便让患者认为他的回答得到了重视与尊重，又不能被患者的言语牵着走，打乱自己的思路。）

患者：好啊，我今天痛得很厉害，吃了止痛片也吐掉了……

医师：……（围绕头痛继续询问要点，并等患者回答再递进提问）

医师：除了头痛、恶心、呕吐以外，还有什么不舒服吗？

患者：好像没有了吧。

医师：有没有眼睛痛啊？看东西不清楚啊？（采用开放式提问，患者有可能会主动想起来还有眼部疼痛和视物模糊的症状，也有可能没有回应。如患者对开放式提问没有特别的回答，那么就需要医师运用自身的专业知识，将重要的急症处理中不可遗漏的信息采集要点利用封闭式问题提出。）

三、处置阶段的原则

在处置环节，首先要了解患者及家属对所患疾病的认识水平为何种程度，如不主动评估这一点，就无法确定与患者及家属交谈时应提供何种层次的医疗信息，亦无法估计医患双方对问题看法的差异，从而影响共同的决策。此外，在急症的处置沟通中，需考虑到急症的情况瞬息万变，医师需要全面了解疾病可能出现的各种预后和转归，对病情做到心中有数，并且要有预判，根据患方对疾病的认知程度做好及时的解释工作。在制订治疗方案的过程中，一定要让患方参与其中，特别是当不是采用唯一治疗方案的时候，需要全方位地让患方了解各种治疗方案的利与弊及所有可能产生的治疗结局。

案例　25 岁男性患者，因头颅 CT 检查结论为蛛网膜下隙出血，接诊医师予以内科常规的处理并请外科会诊，在内科治疗过程中患者出现剧烈呕吐，而后意识状态由清醒变为嗜睡。医师怀疑病情加重，按照诊疗流程准备给患者复查头颅 CT。

医师：头颅 CT 片显示有脑出血哦，我先给你把药用上再请外科过来看。

（医师开好医嘱交给护士并叫好会诊后前去接诊新患者。）

（十分钟后患者出现剧烈呕吐，家属发现其嗜睡。）

患者家属：医师，医师，我爱人又吐了，吐完就一直在睡觉，要紧吗？

医师：可能出血增多了，再去做个头颅 CT 检查看看。

患者家属：不是用过药了吗？怎么血还没止住？

1. 解析　在此案例中，医师既没有对患方对于脑出血的认识程度进行了解，也没有将脑出血可能会进展的情况及可采取的治疗措施和可能的或好或坏的结局向患方做出解释，从而导致了患方对进一步处置的不理解。如情况进一步发展，患方产生急症沟通中易出现的焦急、烦躁、愤怒情绪，则会给双方的沟通带来很大的障碍。所以，在急症患者的处置过程中，一定要做好知识的充分储备，对处置方案和接下去病情各阶段的医疗动作均需要运用患方能够理解的语言进行解释和交代，确保患方充分理解并在协商中最终达成一致的目标。

2. 示范

医师：头颅CT片显示有脑出血哦，先不要紧张，我马上请护士给您爱人安排床位躺好作进一步治疗。同时我们抓紧时间和您关于这个疾病谈一谈相关的情况。

（医师开好医嘱交给护士后，马上与患者家属坐下来进行交谈。）

医师：您以前听说过脑出血吗？对这个病知道点什么吗？（开始了解家属对疾病的认识水平为何种程度。）

患者家属：听说过脑出血的，别的不太清楚了。医师，我爱人危险吗？

医师：我来简单给你讲一讲这个病哦……（医师简单介绍这个病的可能发病原因，以及保守治疗和可能的外科治疗，并且告知可能的进展和结局。在介绍过程中，需要不断确认家属是否理解医师的语言。）

（十分钟后患者出现剧烈呕吐，家属发现其嗜睡。）

患者家属：医师，医师，我爱人又吐了，吐完就一直在睡觉，要紧吗？

医师：就像我刚才和您说的，有出血增多的可能，我们再安排给您爱人复查一下头颅CT看看。脑外科医师马上就过来会诊了。

患者家属：好的，听您的。（因有刚才谈话的基础，家属比较能够接受病情加重的现实，但医师仍需要对病情进展做进一步沟通，讲到危重的层面时尽可能避免使用刺激患方情绪的词语和语气，多运用柔和而坚定的目光和话语，使患方产生安全感和被尊重感，从而增加医师在患方心目中的信任度。）

四、小结

（1）医师与急症患者建立关系的时间短，需要在短时间内从陌生建立起信任的关系。

（2）急症患者的信息采集时间紧迫，既不能延误紧要的治疗，又不能遗漏重要的病史体检信息。

（3）急症病情可能瞬息万变，患方易出现不良情绪，所以通过对情况的预判，根据患方对疾病的认知程度做好及时的解释工作尤为重要。

思 | 考 | 题

1. 如果急症患者接诊时即需要进行抢救，该如何快速地与患者建立信任关系？

2. 如果初次接诊采集信息时有遗漏，该如何进行弥补？

3. 如患者家属在病情突变时出现恐慌、愤怒等不良情绪，可采用哪些语言或非语言的方法进行有效沟通？

（杨　柳）

第十四章　临床研究中的沟通技巧

临床研究是以疾病的诊断、治疗、预后、病因和预防为主要研究内容，以患者为主要研究对象，以医疗服务机构为主要研究基地，由多学科人员共同参与组织实施的科学研究活动。本章针对临床研究中较为常见的药物临床试验展开讨论。

临床试验（clinical trial），指任何在人体（患者或健康志愿者）进行药物的系统性研究，以证实或揭示试验药物的作用、不良反应及（或）试验药物的吸收、分布、代谢和排泄，目的是确定试验药物的疗效与安全性。

在临床试验中，受试者的自愿及配合对于临床试验的顺利进行及质量控制起着极为关键的作用。在入组前，多数受试者对于临床试验可能不够了解，只是因为某些原因对于临床试验产生了兴趣，从而参加试验。其中多数受试者的心中对于临床试验充满了疑惑、顾虑和担忧，甚至会认为自己是临床试验的"试验品"，就像接受试验的"小白鼠"一样。由于受试者对于临床试验的认识不足，可能导致受试者对临床试验的安全性、不良反应等充满了担忧，从而影响受试者与研究者的交流及配合，不利于临床试验的顺利进行。研究者与受试者若能保持良好的信息沟通，不但可以提高受试者的满意度，而且还可以使受试者自觉配合完成临床试验，保证了临床试验的顺利进行及整个临床试验的质量。

研究者与受试者沟通的关键就是排解受试者的疑虑，与受试者建立相互信任、相互尊重、相互理解的和谐关系。

案例　受试者刘某为慢性乙型病毒性肝炎患者，曾经于多家医院就诊，经过常规治疗，疗效欠佳。在 A 市某传染病医院就诊时，接诊医师告知受试者，现在该医院正在进行一项全国多中心临床药物观察试验，试验药物是一种治疗慢性乙型肝炎的最新生物制剂，疗效比较稳定，非常适合刘某这种病程长，常规治疗反应不好的受试者，而且这个研究全国的受试者人数有限，如果决定晚了，可能就没办法报名入组了。刘某常年受疾病困扰，当即决定参加此项临床药物观察试验。接诊医师交给刘某一份几页内容的知情同意书，让刘某坐在一边看完后签个字。几页的知情同意书刘某匆匆看过后,就签名同意入组了。然而刘某参加了该项临床试验后,随访的疗效不佳,乙型肝炎病毒指标一直没有明显下降,并且手臂上因注射药物,产生了一个肿块,持久没有消退。因此,刘某非常后悔参加此项临床试验研究,最终向该家医院提出了索赔。刘某的索赔理由为:当时由于治病心切,在参加临床试验时,并没有充分了解临床试验的具体内容,接诊医师也没有尽到告知的义务,只是简单地讲解了部分临床试验的内容,并将数页的知情同意书交给本人自行阅读后签字同意,而知情同意书上有太多的医疗专业术语,比如,共价闭合环状DNA、宿主肝细胞、基本核心启动子等,这些医学专业术语,刘某无法完全理解,而接诊医师也没有对这些内容加以解释。最终导致刘某对这项研究的疗效及合理性存在极大的质疑。

1. 问题　本案例中刘某的诉讼是否有依据?临床试验入组时,医师的沟通方式是否存在问题?

2. 解析　在临床试验环境中的知情同意权是保护受试者安全的基本保证,也是实现受试者自我保护的主要手段。我国药物临床试验质量管理规范(Good Clinical Practice,GCP)规定:研究者应当向受试者说明临床试验的性质、试验的目的、可能的预期受益和潜在的风险,可供选用的其他治疗方法、符合《赫尔辛基宣言》规定的受试者的权利和义务等,使受试者充分了解后表达其同意。

在临床试验的沟通中,研究者应使用通俗易懂的语言,向受试者解释清楚所参加的临床试验的相关内容。"理解"是知情同意中的一个非常重要的关键方面,很多受试者不能充分地理解复杂的医学术语,尤其是需要使用这些术语来描述还没有普遍应用的药物及诊疗方法的时候。因此,为获得受试者的充分理解,研究者应当以非专业性术语(用通俗易懂的方式——科普的语言)进行解释,必要的时候可以反复解释重申,以引起受试者的关注;对必要的医学专业术语,也应当予以形象、易懂的解释说明。

研究者同时也要鼓励受试者提问,充分理解临床试验的风险,受试者如果看不懂专业名词,也要鼓励受试者主动询问。切忌由于临床工作时间有限,认为受试者医学基础有限,讲解再多受试者也不能理解,从而忽略临床试验中沟通的重要性。

3. 示范

(1) 在临床试验中进行股动脉穿刺术前的沟通中,如果用"由鼠蹊部的股动脉插入导管"来描述穿刺操作,对于没有医学专业知识的受试者,正确理解非常有难度。研究者如果用"由大腿根部的大血管插入很细的管子"这样的描写来向受试者解释,这样既生动又形象,非常便于没有医学专业背景的受试者理解。

(2) 用科普的语言解释"BRCA突变"与随机、双盲。对于没有医学专业知识背景的受试者,要理解"BRCA突变"与"随机、双盲"等专业词汇,具有一定难度。研究者可以用以下表述来形象地向受试者解释。

人体的血液和组织器官中含有基因,基因是由 DNA 组成的,它是组成人体细胞的"说明书",就像模板一样的复制、制造蛋白质。"突变"是指人体的 DNA 发生了影响人体运行过程的变化。*BRCA* 是乳腺癌易感基因,目前的研究已经证实: *BRCA*1 及 *BRCA*2 是人体内的肿瘤抑制基因,可以通过控制细胞生长和修复 DNA 的损伤,从而预防癌症的发生,然后带突变的 *BRCA* 基因则与遗传性乳腺癌、卵巢癌的风险增加相关联。

本研究为"随机、双盲"研究,也就是说为了确保研究结果的科学性,有的受试者服用试验的药物,而有的受试者服用"安慰剂"。"安慰剂"是指外形和试验药物相似,但是不含有效成分的药。"随机"的意义为:谁吃试验药,谁吃安慰剂,完全由随机的概率来决定,就像扔硬币一样,可能出现正面或反面,正面和反面的概率一样大。"双盲"的意义为:不管是受试者、申办者或者研究者,都不知道具体是吃了哪一种药,这样可以保证研究的科学性,避免观察偏倚。

这样的表述中有"说明书""模板""丢硬币"等生动的比喻,能够很好地帮助受试者理解这项临床试验的内容,让受试者对"*BRCA* 突变"和"随机、双盲"有了比较形象的认识。

4. 小结　本案例中,接诊医师在繁忙的门诊时间中,只简单地告知受试者该药物临床试验的情况,临床试验的知情同意书让受试者自行阅读,没有考虑到不同文化层次理解力的差异,没有将研究的潜在风险告知清楚;并且告知受试者入组困难,需尽快决定是否入组,潜在的使受试者匆忙中决定入组,存在诱导入组的可能。

正确的做法应该是:①研究者必须准确评估受试者对临床试验的认识态度,充分使受试者了解临床试验是有充分科学依据的,受试者的权益和健康是放在首位的。②研究者用通俗易懂的语言,向受试者详细、耐心地讲解本项药物试验的目的、试验方法、试验药物的名称、疗效、安全性、可能发生的不良反应、试验过程、期限及相关检查等。在解释过程中,可以使用形象的语言和生动的比喻,帮助没有医学专业背景的受试者理解相对专业的医学概念。③必须告知受试者可能的受益及潜在的风险及不便。④在整个临床试验过程中,告知受试者在治疗期间均会得到规范性的治疗,在试验期间一旦出现任何不良反应,只要受试者积极配合,我们都能够给予及时对症的治疗,如果受试者不能耐受,也可以随时退出试验,不会遭到歧视。⑤告知受试者,一旦发生与药物临床试验相关损害,将会给与相应的补偿。⑥必须给受试者充分的考虑时间,决定是否愿意参加试验。最终,让受试者充分地了解药物试验,自主选择入组,从而消除受试者及家属的疑虑和担忧,在充分理解和完全自愿情况下,成为一名积极配合的受试者。

临床试验中不同阶段的沟通注意事项包括以下 3 点。

(1)入组前,部分受试者对临床试验认识不足,不能以正确的态度对待药物临床试验。部分受试者认为自己是药物的试验品,可能产生临床试验的不适感;甚至担心自己参加临床试验后可能会危害自身的健康,对疗效存有一定的顾虑和恐惧;部分受试者由于临床试验中可以获得的免费检查、免费用药等益处,出于家庭经济原因考虑而选择了试验药物,但同时也担忧没有大规模上市的试验药物,其安全性及疗效是否有保证,从而存在怀疑和担忧心理。

很多受试者对临床试验的认识存在偏差,这可能与受试者接受的知识背景、教育程度、理解能力等不同有关。因此研究者要多多关心受试者,在与受试者交流过程中,态度要和蔼耐心,同时需要了解受试者的心理状态,鼓励其多提问,并且认真听取受试者的感受,消除受试者的心理负担,并努力获取其信任,使受试者以积极乐观的心态去配合并完成临床试验,避免因为心理因素而中途退出。

沟通时,研究者除了给受试者提供临床试验的书面资料及语言沟通外,也可以提供形象的视频资料,必须使受试者能够准确理解,必要时可以使用外语或者其他少数民族的语言。

在入组前,研究者必须详细告知临床试验预期可能的受益和潜在的风险,潜在的风险包括与参加研究相关的给个人或者他人带来的任何预期的风险、不适、疼痛和不便,给受试者伴侣或配偶的健康带来的风险,给胚胎、胎儿、哺乳婴儿带来的风险。合理预期的受益,包括对受试者诊断、治疗或预防的益处,对于社会的预期受益,对科学研究的贡献等,如果对受试者没有预期受益,应当明确予以告知,不应作出不合理的保证,不能夸大受益,低估风险。对于风险程度的表述,不应用"风险极低,几乎没有风险"之类笼统的描述,应当清楚地说明循证医学数据中,具体的不良反应发生率有多高,能以数字描述为最佳,不能含糊其辞,更不能有所隐瞒。研究者可以用"在过去的研究中,各类不良反应的发生率均不到1‰"之类的描述来进行说明。

(2)受试者在临床试验筛选合格后入组期间,常常会产生期望和焦虑的心理。受试者对药物临床试验充满期望,希望自己能够获得良好的疗效。一旦药物临床试验治疗过程中,疗效不明显及治疗不顺利时会产生焦虑、担忧的心理。

作为研究者,在治疗过程中,除了言语亲切、态度和蔼外,还应该密切观察受试者在治疗中的不良反应。应该主动热情地与受试者交谈,关心体贴受试者,使用鼓励的言语消除受试者焦虑紧张的不良情绪,让受试者感到被关爱、被尊重,使受试者以积极的心态坚持治疗。必要时,研究者可以用适当的身体接触来表达对受试者的关心。比如,抚摸、搀扶、握手等。

(3)在受试者出院期间,对受试者给予详细的健康指导,告诉受试者在出院期间仍然会被关注,会得到定期的随访。

出院期间的随访需做到以下几点:①研究者需明确告知随访安排,可以为受试者设计并且提供具体的随访时间安排表,使受试者心中有数,便于配合治疗。②在随访前2天,研究者可以提前电话通知受试者做好准备。③带药回家的受试者,研究者需再三强调其按时服药,并每日将服药情况记录在服药卡上。④研究者必须告知受试者在家休息期间,万一发生危险或紧急情况时,研究者的联络方式,以及可能会采取的救治方法,以保证临床试验的安全性。

在整个临床试验期间，包括试验结束后的随访期间，通过研究者关心体贴的言语及行为赢得受试者及家属的信任，建立良好的医患沟通关系，使受试者充分认识临床试验的目的，提高受试者的依从性，使受试者能更积极地配合并顺利完成临床试验，最终使受试者在治疗中受益，并保证临床试验的质量。

思 | 考 | 题

糖尿病患者马某，罹患2型糖尿病数年，平时血糖控制不佳，于某市三甲医院就诊时，接诊医师推荐其参加"一项在中国进行的多中心、随机、双盲、安慰剂对照的Ⅲ期临床试验：胰岛素与二甲双胍联合或不联合的治疗血糖控制不佳的2型糖尿病患者加用西格列汀的安全性和有效性研究"的临床试验。

在临床试验入组前，接诊医师对马某介绍，这项临床试验已获得国家食品药品监督管理总局（China Food and Drug Administration，CFDA）的批准，研究相关的方案、知情同意书等，均已经通过该试验机构伦理委员会审查并获得同意。接诊医师称，该研究方案对患者应该有效果，不仅用药免费，而且还可以免费获得赠品——血糖测量仪。于是马某在知情同意书上签了字，并且在研究开始后，马某严格按研究方案的要求停用了原来治疗糖尿病的药物，并且根据研究方案定期测量血糖、记录患者日记、接受定期随访。然而研究期间，马某血糖仍控制不佳。请问作为研究医师，你应该如何与患者进行沟通？沟通中注意事项有哪些？

（张　艳）

第十五章　如何与媒体沟通

一、案例 1

> **案例**　2016 年的某一天,某市某著名五星级酒店发生了一起 30 余人集体食物中毒事件,中毒人员被紧急送往××医院。该市某些媒体获知消息后十分关注该事件的发展,赶去该医院了解相关情况。记者们赶往该院的急诊室,一时闪光灯和摄像机对着正在为患者忙碌的医护人员拍个不停。正在急诊值班的医师小陈见状立即出来阻挡:"这里不能拍的! 你们哪里来的? 不许拍! 快走开,不要影响我们工作!"并用手试图去阻挡镜头。但记者为了尽快掌握第一手真实情况,想尽办法挤入人群靠近患者,想去采访患者及家属。另一名正在问诊的医师小丁见状,也一起加入到阻止记者们采访的过程中,并高声喊道:"谁让你们来采访的? 快走! 不要妨碍我们抢救患者,不然我喊保安来了!"并试图去抢记者手中的照相机,不让记者继续拍照,由此引发了肢体的碰撞,记者的相机遭到了部分损坏,而其中的一名医师右侧手臂也有轻度淤青和擦伤。该院检验科的小沈在工作的窗口内目睹了全过程,并用手机拍了部分照片上传至微信朋友圈,内容为:某酒店因管理不善,导致多人食物中毒,被送往我院,有 2 人病情严重,正在抢救中,媒体凑热闹,我院医师受伤。

1. 冲突点

(1) 上述案例中,2 位医师的行为是否妥当?

(2) 医师该如何应对记者的突然采访?

(3) 检验科小沈医师的行为是否妥当?

(4) 微信、微博是否能随意发布? 是否有言论自由?

2. 解析　本案例中发生的集体食物中毒送医事件是大众所关心的问题,也是社会新闻的热点。记者的本意是想了解此次中毒事件的相关问题，后因2位医师的拒绝采访导致相互之间的矛盾升级，出现身体的伤害和物品的损坏，也导致了经济损失。

医院和媒体不应处在对立面，应该建立起互利共赢的关系。医护人员应放下成见，不要树立敌对情绪，在征得上级领导同意后配合媒体采访，做到尊重对方、有礼有节、不卑不亢、真诚沟通，相信媒体在绝大多数情况下是站在客观中立的立场报道事实，会引导公众对医院及医护人员的正确认识。作为医护人员，要了解媒体、善用媒体，把记者当朋友，尽量提供他们想要了解的真实情况，为医院树立良好的形象。

社会新闻属于新闻的一种，涉及人民群众日常生活的社会事件、社会问题、社会风貌的报道，包括社会问题、社会事件和社会生活方面的内容，尤以社会伦理道德为基础对现代社会解析，反映生活、意识、问题、现象，是有深度、有教育、传播意义的事实新闻报道。这些内容包括发生在身边的好的、恶的、感性的、离奇的事。例如，灾难事故、好人好事、感情纠葛、道德风尚、官司纠纷、奇异现象、生活变化、婚姻家庭、风俗习惯、趣闻轶事等都可划为社会新闻之列。它与政治新闻、军事新闻、经济新闻、科技新闻、文化新闻相比，具有社会性、广泛性、生动性、讲究趣味性，富有人情味等特点。医院是离不开生老病死的场所，经常会发生公众关注的社会热点新闻。因此，学会如何与媒体打交道，引导正面报道非常重要。

对于重大抢救、灾难事故及涉及刑事犯罪的事件，对外发布新闻或通报休息的权限必须高度集中。当事医师必须第一时间向上级领导部门汇报情况，再由医院上报上级卫生主管部门和相关政府部门，经过政府部门对于事件内容及发布时间的审核与授权，医院方可指派专人接受记者采访和发表谈话。期间当事医师若遇媒体采访，可向其说明医院稍后会就此事件召开新闻发布会，到时会安排媒体记者采访。

遇到媒体采访或拍摄，需要求记者持有有效证件或单位介绍信，并与相关部门取得联系，经上级领导同意后方可接受采访；同时要注意不能排除部分记者为了追求所谓的"新闻效应"，不表明自己的身份，以患者的家属、亲戚、朋友等名义进行询问，甚至是套问，需要警惕。

微信、微博是目前社会新型的沟通工具，新媒体时代信息传播具有传播速度快、信息量大、发布便捷、交互性强等特点，所谓"千淘万漉虽辛苦，吹尽狂沙始到金"，民众对于某些信息缺乏鉴别能力，用心不良者会利用微博、微信造谣生事，传播虚假消息，制造舆论。所以，医务人员在微信、微博上发表个人观点时要考虑到自己的言论不仅仅代表个人，还代表整个医院。俗话说"祸从口出，病从口入"，未经证实的消息，不能自以为是地发布，不透露任何患者的信息和未经权威部门核实的消息，做到谨言慎行。

对于媒体"突袭"的采访情况，医院内部应在最短时间内摸清媒体的意图，及时迅速地向医院领导和职能科室汇报情况，科学艺术性地做好媒体接待工作，既不卑不亢，又热情大方，尽可能让媒体了解医院工作的性质、医疗行业的特殊、医学科学的现状和医务人员的艰辛。

3. 示范　2016 年的某一天,某市某著名五星级酒店发生了一起 30 余人集体中毒事件,中毒人员被紧急送往××医院。该市某些媒体获知消息后十分关注该事件的发展,赶去该医院了解相关情况。记者们赶往该院的急诊室,一时闪光灯和摄像机对着正在为患者忙碌的医护人员拍个不停,医务人员见到此情况可上前询问:"您好,我是这里的工作人员,叫××,请问您是哪个单位的? 有工作证出示一下吗?""我有什么可以帮您的吗? 如果您需要了解情况,能否等我们先救治患者?""您看我们现在正忙着救治患者,请先让我们救治患者,相关情况医院会统一发布。""我们还不知道具体情况,等我们调查了解清楚情况后会立即在第一时间给你们回复。"

其余医务人员见此情况可在第一时间向医务处、院办、院总值班、宣传科报告。尽量在第一时间汇报到上级领导部门。

4. 小结　作为医护人员应对媒体时应避免以下六大错误。

(1) 对负面舆论不屑一顾,懒得回应。

(2) 简单否认了事。

(3) 封堵、遮掩,通过各种手段阻止报告。

(4) 鸵鸟政策,躲起来或想蒙混过关。

(5) 推卸责任,使本来可能化解的危机不断升级。

(6) 与媒体对抗。

二、案例 2

案例　医院心外科收了一位先天性心脏病的少年,术后由于患者没有配合康复,最后瘫痪在床;由于患者来自农村,病区医务人员非常同情患者遭遇,为其争取了社会救助,并募捐筹款。某家媒体得到消息,来医院心外科进行采访;小张正在医师办公室写病史,记者上前自我介绍后问小张:"贵院当时的手术是否成功? 是什么原因导致患者瘫痪? 患者是否还有康复的可能? 医院是否因为手术失败内疚而为患者募捐善款?"面对记者一连串的提问,小张不知所措,连忙阻挡镜头,告知记者"无可奉告",并且落荒而逃。

1. 冲突点

(1) 上述案例中小张的行为是否妥当?

(2) 如果不是患者的床位医师,医师在不知情的情况下如何应对媒体的采访?

2. 解析　医院信息提供的原则是既要有利于医院良好形象的树立与维护,又要有助于医院和社会的良好沟通;基于新闻三要素(时效性、新奇性、重要性)的同时,医院提供的新闻信息应把握"四性",即事实的真实性、追求时效性、突出重要性、讲求可读性,以达到最佳的宣传效果。凡在医院内发生的各类重大事件和典型人物,都会受到媒体的关注。例如,突发公共卫生事件、群体人员伤亡、新型医疗技术、白求恩式的医务工作者等。医院要善用媒体树立良好社会形象,对于信息的选择和提供时机,医院都具有相当的选择权和主动性,应主动与媒体联络;对于医院主动提供的新闻信息,应该及时提前通知相关科室负责人和被采访对象,以便做好充分准备,最大限度地将医院所起到的关键作用和正面形象通过采访向社会公布。

在突发事件来临时,医院一方面要在最短的时间内启动危机应对预案,另一方面也应主动、及时地与媒体保持沟通,必要时应主动邀请媒体召开信息通报会或将相关书面材料发送到各新闻媒体,向他们介绍事件的原因、经过及沟通处理办法等。这样,便可做到防患于未然,降低负面新闻的发生率,最大限度地维护医院的社会形象和声誉。

医院原则上不接受突袭采访。而一旦医务人员接受采访,在采访过程中要尽量表现得友好、积极,面对镜头不宜用手去阻挡,更不能落荒而逃;不要对媒体撒谎,因为媒体的职责就是探明真相,任何谎言终究会被揭穿。但在采访中,记者的提问有时会设下陷阱,在回答问题时要镇静,不要过多重复这些话,而要用事实性的词语重新组织语言,推翻问题中隐含的陷阱。

原本的善举被误解时,不宜意气用事,产生敌对情绪,尽快联系医院相关部门,将整个事件的前因后果、来龙去脉讲清楚。

在声明中,不要有指责媒体监督的负面词语,所有的论述要站得住脚,证据要充分有效,不得有任何造假成分。这样其他媒体获得消息澄清声明后,会进一步了解情况并进行追踪报道。医院也可以主动邀请更权威的媒体刊登没有失误内容的报道,并尝试让坏事变好事,借机传播本机构的成绩和理念。

3. 示范　面对记者一连串的提问,小张委婉地告知记者:"您好,抱歉我不是该患者的床位医师,对您所说的这些情况我并不清楚,我帮您联系相关部门,尽快给您正确的答复。""在这个问题上,您是否误会了,事实是这样的……"

4. 小结　医务人员与媒体沟通技巧包括以下两点。

(1) 对记者要坦诚相待,心态平和;除非是接受专业采访,否则不要说太多的专业术语,语言要浅显易懂;要尊重记者并保持一定心理距离。在采访中,对记者设陷阱式的提问要镇静,不要过多地重复这些话语,而要用事实性的词语重新组织语言,推翻问题中隐含的陷阱。

(2) 接受采访前要充分准备,整理出在采访中可能要谈到的几个要点,或者尽量找到记者的谈话议程,然后围绕这个议程来组织自己的观点,确定记者需要的是什么,数据、意见还是声明,并尽可能友善地配合记者,例如主动提供客观依据、图片和资料。

思|考|题

1. 2016 年 5 月×日,某医院手术室的医务人员历经 16 小时完成了一例高难度手术,患者的生命被保住了,而这天正是其中一位医护人员的生日,忙了一天,手术结束时,同事们都很高兴这么大的手术顺利结束,同时为了纪念这个有意义的一天,其中一位医护人员拍了照片上传至网上,同时引起了大量网友关注,并在短时间内被网友大量转发和评论。网友观点呈现两极化,有的网友认为:"医护人员也有感情,拍照不算严重的错误,情有可原。"有的网友则认为:"相关医护人员不尊重生命,不尊重患者意思,应该追究责任。"网民声音有谩骂的,也有理性思考的,然而,批判之声却如潮水般猛烈,并充斥着"暴力"。此后各大官方媒体及个人用户的微博迅速跟进转发,事件迅速演变为大范围的社会舆论事件,矛头直指医师缺德。

(1) 你认为工作场所的照片是否可以随便发布?

(2) 医务人员是不是要把非医疗界朋友都屏蔽了?

(3) 医师能不能做普通人? 还能不能好好发个朋友圈了?

2. 某著名影星因感冒去某医院就诊,之后有博主在网上曝光 2 张该影星在该院做化验检查的照片。由于照片涉及该影星隐私,立刻激起粉丝们的不满,表示要让医院方赔礼道歉。粉丝质问道:"保护患者隐私难道不是医师基本职业道德吗?""投诉! 不能姑息! 患者连点隐私都没有了!""医师泄露患者隐私是明令禁止的,他们要赔礼道歉!"

(1) 对于网友的评论,医院该如何回应和处置?

(2) 你认为比较妥当的处理方法是什么?

(胡　敏)

第十六章

如何进行特殊检查沟通

特殊检查往往因为存在一定风险或受检者病情危重或其本身价格昂贵等特点，容易引起患者及家属的焦虑、紧张、怀疑甚至不理解。因此，有效的医患沟通尤为重要。特殊检查包括无创的大型检查，如 CT 血管造影、MRI、PET - CT 等；有创检查，如各类穿刺检查、内镜检查、冠脉造影、血管造影等。本章将通过案例讨论特殊检查沟通中的原则和注意事项。

一、昂贵特殊检查的沟通要点

案例 患者王老伯，68 岁，退休工人，经济条件一般。体检时胸部 CT 片发现右上肺有一个 1.5 厘米的结节，因为王老伯有吸烟史，加之近期单位组织退休工人体检，有好几位同事查出来肺癌，因此非常担心自己是不是肺癌，为此到呼吸科门诊就诊，刘医师接诊。

王老伯给刘医师看了体检报告，问道："我这个东西是什么？ 会不会是不好的东西？"刘医师回答："看报告，你这个病灶有点大了，可能是恶性的，单凭 CT 检查不知道是什么性质的，要做 PET - CT 检查。"王老伯接着问道："体检的 CT 片我带来了，要看一看吗？"因为候诊患者非常多，刘医师不耐烦的回答："我不是说了，CT 只是发现病灶，但是不能判断良恶性。PET - CT 检查，你到底要不要做？"王老伯再问道："做了 PET - CT 检查就能知道结果了吗？"刘医师简单地回答："做了就知道了。"遂开了 PET - CT 检查单给王老伯。王老伯付费时，了解到 PET - CT 检查费需要 7 000 元，并且全部为自费，遂回到诊室询问刘医师目前还有没有其他检查可以搞清楚病灶性质？ 是不是可以先吃药。刘医师更不耐烦了："如果是恶性的，吃药有什么用？ PET - CT 是唯一的可以搞清楚良恶性的无创检查。"王老伯虽然还有很多疑问，而且 PET - CT 的检查费用需要接近 2 个月的退休工资，但是因为想着医师说能明确病灶性质还是去缴费做了该项检查。

> 3 天后,王老伯做好 PET‑CT 并拿到了报告,再次就诊。PET‑CT 检查结果提示"右上肺结节炎症可能大,恶性肿瘤(malignant tumor,MT)待排"。本次接诊的王医师告知王老伯,根据目前报告不能确定病灶性质,如果要明确,需要做支气管镜或者 CT 引导下肺穿刺;如果不想做活检,可以先抗感染治疗后再复查。王老伯最终选择了抗感染后复查的治疗方案,但是王老伯对这个结果非常不满意,认为 PET‑CT 检查白做了,并投诉了刘医师。

1. 问题

(1) 王老伯认为首诊的刘医师没有看 CT 片子,并未完全分析患者提供的资料就做出诊疗建议。

(2) 王老伯认为刘医师没有充分告知 PET‑CT 检查的诊断价值,导致他做了不必要的检查。

(3) 王老伯认为刘医师仅强调要做 PET‑CT 检查,没有告知其他可以采取的诊疗措施。

2. 解析　沟通时应向患者(或家属)客观地说明此项检查的必要性、有效性、不良反应、可能发生的风险及其程度、备选方案、费用等。在沟通前要求医师对病情全面了解,并按照诊疗常规和循证医学证据提出诊疗方案,如果为疑难案例往往需要经过医疗组讨论。如果有其他特殊情况,还需要由职能部门组织多学科讨论并备案。

在本例中,虽然王老伯多次询问"PET‑CT 检查是不是能够区分出良恶性?""还有没有其他检查?"但是刘医师未能正确传达"PET‑CT 检查有助于鉴别病灶的良恶性,确诊需要组织活检"这一信息,而只是强调了 PET‑CT 检查的诊断价值,同时也未能充分说明检查的有效性和备选方案,导致王老伯作为患方接收到的信息是"做了 PET‑CT 检查就能明确良恶性,甚至只有做 PET‑CT 检查才能明确诊断",这是产生矛盾的主要原因。在此必须强调的是,在沟通中应避免使用术语,而用患方能够理解的用语。例如,本例中刘医师告知王老伯"PET‑CT 检查是唯一的可以搞清楚良恶性的无创检查",在未提到支气管镜或肺穿刺等有创检查手段的情况下,作为缺乏医学知识的王老伯很难理解"无创检查"所指,相反这句话会强化"只有做 PET‑CT 检查才行"的印象。同时,PET‑CT 检查为自费、昂贵的检查项目,更需要评估患者的经济承受能力,充分给予患者(或家属)知情权和选择权,并在病例上记录谈话内容,获得患者(或家属)的书面同意。

3. 示范　张先生,35 岁,IT 从业人员。因为"突发胸痛、气促伴痰血 1 天"急诊就诊,无家属陪伴。患者发病前熬夜写代码,长时间坐着未活动。接诊的李医师进行了血常规、D‑二聚体、心电图、血气分析和胸片检查后,发现患者 D‑二聚体显著升高,并有低氧血症,结合患者发病前久坐的病史,初步判断为急性肺栓塞,立即将患者转至抢救室予以心电监护、吸氧等处理,并联系患者家属,此时了解到患者未婚,直系亲属只有母亲。

由于胸闷、气促进一步加重，加之被转到了抢救室，患者出现了明显的焦虑情绪，不断问李医师和护士："我到底得了什么病？为什么一直检查还不给我治疗？为什么要给我心电监护？我是不是有什么大病？医师你们要和我说实话。"并拒绝心电监护。李医师向张先生解释："根据现在的检查报告，您可能是因为血栓到了肺动脉里面，导致肺动脉栓塞。虽然看来暂时不会有生命危险，但是如果还有栓子脱落到肺里面可能会有疾病加重，所以您不能活动。吸氧、监护这些措施都是治疗的一部分，我们马上还会给您打抗凝针。同时，我们已经联系了呼吸科专科医师会诊。"通过这些沟通，患者情绪有所稳定。此时，李医师告知张先生，如要明确诊断，需要做 CT 肺动脉造影（CT pulmonary arteriography，CTPA），并且和患者交代检查过程，患者回忆曾有"造影剂过敏"，但具体情况记不得了。其他能够协助诊断的检查有核磁共振肺动脉造影（magnetic resonance pulmonary angiography，MRPA）、同位素肺通气/灌注扫描等，但是患者胸闷、气促加重不能长时间平卧、屏气，无法耐受这两项检查。此时，患者的母亲赶到了医院，李医师和呼吸科会诊医师向张先生母亲详细交代了病情，并且询问到所谓"CT 造影剂过敏"是此前在一次检查时注射部位疼痛不适，并非过敏。在这样的情况下，医师再次向张先生及其母亲说明了 CTPA 的优势和造影剂过敏风险，并和放射科医师联系准备好过敏性休克的抢救用品。最终在李医师的陪同下，张先生顺利完成了 CTPA 检查，明确诊断为肺栓塞，经过抗凝治疗后病情明显好转。

4. 小结　无创特殊检查的医患沟通的要点为：①检查的目的和价值；②有无替代方案；③可能存在的风险及应对措施，如造影剂过敏等；④费用；⑤使用通俗的语言。

二、有创特殊检查的沟通要点

案例　患者，赵女士，75 岁，因胸部 CT 片示右肺中叶肿块住院，拟行支气管镜检查以明确诊断。住院后检查提示血癌胚抗原（carcinoembryonic antigen，CEA）升高、痰细胞学检查未见癌细胞，并已排除了支气管镜禁忌。主治医师嘱咐床位医师王医师完成支气管镜知情同意签字。王医师拿着知情同意书来到病房，赵女士的儿子也在病房。王医师告诉赵女士及其儿子："××床，现在看恶性肿瘤可能性很大，要做气管镜才能检查清楚，要签个字。"说着把知情同意书递给赵女士儿子。赵女士听了这话，当时人就懵了，问道："恶性肿瘤是不是就是肺癌？气管镜怎么做，我这么大年纪了，如果是肺癌，就出院不治了。"赵女士儿子见状，忙安慰母亲："现在不知道是不是肺癌所以才要做进一步检查。"说着问王医师："这两天我妈妈抽了那么多血，还验了痰，是什么结果？"王医师回答："痰里没有找到癌细胞。"赵女士儿子听后忙打断王医师并和母亲说："妈妈，你看医师说没有癌细胞，现在大概

是要做个检查再排除排除,我再问问医师。"说着和王医师来到病房门外,问王
医师道:"我们不懂医学知识,如果要做的话就做吧。但是我妈妈年纪这么大
了,能吃得消吗? 气管镜是怎么做的?"王医师匆忙回答道:"八九十岁的人都
做的,你妈妈才七十多,不算什么,气管镜和胃镜差不多,一会儿就好了。"并补
上一句:"做了气管镜才能搞清楚是不是肺癌,是什么类型的。"赵女士儿子听
王医师介绍后,虽然还有很多疑问,但是见医师们都很忙,就签了字,并回到病
房安慰劝说母亲进行气管镜检查。第二天赵女士接受了气管镜检查,但是由
于病灶难以到达,检查做了半个多小时。赵女士回到病房,边哭边说,气管镜
比死还难过,再也不做这样的检查了,并不断埋怨儿子。一会儿赵女士出现了
痰血,不久咯血量增大,赵女士儿子再也不能淡定了,找到主治医师询问情况,
被告知"活检可能会引起出血,先用止血药物,如果止不住可能要做介入等手
术",幸而经过药物治疗后,赵女士的咯血慢慢止住了。次日病理报告提示活
检没有成功,主治医师拿着 CT 片和赵女士儿子说明:"因为病灶位置难以达
到,所以没有活检到。"赵女士儿子听罢答道:"检查不是百分之百能成功这个
我理解,但是为什么做之前不仔细分析分析病灶位置,选择更好的检查方式?
如果一开始就告诉我们气管镜这么难受,而且可能做不到,我们还有心理准
备,现在我怎么和妈妈说? 我们想先出院,至少让我妈妈先缓两天,等心里好
受些了再查。"遂办理了出院手续。

1. 问题

(1) 王医师用直接、生硬的语气和患者本人赵女士说"恶性肿瘤可能性很大",而且
用床位号称呼患者及其家属,会引起患方的不满和抵触情绪,没有为沟通创造一个有利
的开头。

(2) 王医师未和患方充分沟通病情,包括目前已有的检查结果、选择支气管镜检查
的原因、有无替代方案如肺穿刺等;在患者家属已经问及检查方式时,强调了顺利的一
面,而没有客观地描述检查过程和可能的并发症;没有交代检查失败的可能性及后续处
理方式。患方心存疑惑,虽然进行了支气管镜检查,却最终失去了患方的信任。

2. 解析　实施特殊检查前,医师应尽量用通俗易懂的语言讲解说明以下几点。

(1) 检查的适应证,即为什么要做这样的检查,包括不做这样的检查会有什么后果。
患者对内镜检查存在顾虑时,要充分告知该检查的不可替代性。例如,在本例中王医师
在和赵女士儿子说明气管镜检查的必要性时需要说明清楚以下几点:①CT 片上病灶形
态及血 CEA 升高提示有恶性肿瘤可能性比较大;②通过无创手段即痰检如果能找到恶
性细胞,那么就可以确立肺癌诊断,但是未找到恶性细胞并不代表排除了肺癌,这是因为
痰检阳性率较低;③通过病灶活检能够取到组织,不仅可以做病理检查明确病灶性质,

而且可以明确组织类型,更重要的是有足够的标本量进行基因检测,从而为后续治疗提供更全面的信息和依据;④活检一般可以采用支气管镜或肺穿刺,支气管镜经由人体自然腔道到达病灶部位,创伤较小,肿瘤种植播散的可能性也较小,而且可以观察管腔有无病灶累及。如果病灶位置难以从气管镜达到时,会选择肺穿刺。通过上述讲解,患方将对检查的价值有充分了解,更容易配合医师开展检查。

(2) 检查的简单原理和检查的过程,必要时可结合患者影像资料或模型、图谱进行讲解。在没有全身麻醉情况下,内镜检查患者均有不适,尤其是支气管镜,应明确告知检查痛苦,但应避免过于夸大其词,应同时鼓励患者配合完成检查。

(3) 用通俗易懂的语言讲解检查的并发症及其严重程度,医师会怎样处理等。有创检查都会有出血的风险,应避免笼统地说出血,而应根据检查种类说明出血会是怎么样的表现、严重程度、家属应该怎么观察。例如,支气管镜检查后的出血并发症会表现为痰血、咯血、大咯血等,胃镜检查之后的出血可能表现为黑便、严重的可以呕血等。由于有创检查可能存在风险及并发症,同时任何特殊检查均有其局限性,应向患者或家属告知,并取得理解和配合,让患者及家属心理上提前有准备,避免正常的检查失败和并发症被患者及家属认为是医师操作失误引起的。告知风险时,应讲明周全、有效的防范措施,以消除患者及家属的顾虑。例如,关于支气管镜检查的出血并发症,可以这样说明:少许痰血是活检后正常的现象,会自行消失,只要加强观察即可;如果连续咯血,需要及时告知医师或就诊,需要药物止血,甚至做介入手术等。

(4) 当检查效果不够满意时,应将目前检查所见告知患者,让患者及家属明白,检查结果不够满意并不是检查毫无收获。

3. 示范　患者李先生,64 岁,因"咳嗽半年,加重伴胸闷、气促 1 周"就诊,胸片及 CT 示右侧大量胸水,也就是有胸腔积液,建议行胸膜腔穿刺。经治医师张医师告诉李先生,目前的胸闷气促是因为胸腔里面有多出来的大量液体,压迫了肺组织影响呼吸。缓解症状我们需要把水抽出来一些解除对肺的压迫。更重要的是,我们要搞清楚胸腔积液(胸水)是什么原因引起的,才能对病因开展治疗。从 CT 检查只能看到水在那儿,但不知道它的性质,就好比有一瓶饮料你不去尝尝不会知道是什么味道。所以,我们建议行胸膜腔穿刺,也就是用一根针把胸膜腔里面的水抽出来,一方面减轻积液对肺脏的压迫,人可以舒服一点;另一方面,抽出来的水,我们可以观察到是什么颜色的,性状是怎么样的,可以做生化检测、细胞学检测、细菌培养等,这样可以获得大量信息,帮助明确积液的性质,寻找病因,为下一步有针对性的治疗提供依据。李先生边听边点头表示尽快安排胸膜腔穿刺。接着,张医师将胸穿操作的大致过程告诉李先生,并说明了胸膜反应、出血、感染、穿刺失败等可能的并发症,并且解释各种并发症的表现和处理方法,表示有专门的门诊小手术室用于胸膜腔穿刺手术,有吸氧等装置,有处理相关并发症的药物,而且操作均由有丰富经验的呼吸科专科医师来完成。李先生解除了顾虑,表示接受胸膜腔穿刺术。张医师开具了检查预约单,并嘱咐李先生检查当日在家属陪伴下前往门诊小手术室。操作医师和家属交代了检查的必要性,并对着知情同意书逐一和李先生及其家属再次说明了检查并发症,李先生和家属表示知情理解,同意进行胸腔穿刺术并签字。最终手术顺利,留取了标本进行下一步检查。

4. 小结 有创特殊检查的医患沟通要点为:①检查的目的和价值;②对比无创检查的优势;③可能存在的风险及应对措施、预后,特别是可能致残、致死的风险一定要充分说明;④可能的检查结果,包括阴性结果或检查不成功等;⑤后续诊疗方案;⑥使用通俗的语言,必要时可利用人体解剖图或模型对照讲解。

思|考|题

1. 王女士,56 岁,下岗工人。因"左侧胸痛"就诊,胸片检查提示左下肺肿块,经过胸部 CT、支气管镜活检明确为肺腺癌,全身评估检查中骨扫描提示全身多处骨转移。为明确是否适合一线靶向治疗需行基因检测,但是部分为自费项目。医师应该如何与王女士及其家属进行沟通?

2. 孙先生这段时间多次中上腹疼痛、不适,最近半年瘦了 10 多斤,并且发现大便有发黑的情况。这时有必要做胃镜检查,应该如何沟通?

(张 静)

参考文献

［1］岑华芳. 浅谈 CRC 在临床试验中的作用及沟通方法［J］. 医学信息,2015,28
　　(24),289.

［2］陈旻,李红英. 临床研究伦理审查案例解析［M］. 北京:人民卫生出版社,2016.

［3］李功迎. 医患行为与医患沟通［M］. 北京:人民卫生出版社,2012.

［4］李惠君,郭媛. 医患沟通技能训练［M］. 北京:人民卫生出版社,2015.

［5］李亚蕊,冀璐,石文娜,等. 从医疗纠纷的产生原因谈医患沟通的重要性［J］. 山西医
　　药杂志,2014,43(4),438－439.

［6］施永兴. 安宁护理与缓和医学［M］. 上海:上海科学普及出版社,2002.

［7］时蓉华. 社会心理学词典［M］. 成都:四川人民出版社,1988.

［8］王锦帆. 医患沟通学［M］. 北京:人民卫生出版社,2006.

［9］王晓翔,石军梅. 药物临床试验中研究护士与受试者的沟通技巧［J］. 河北医药,
　　2013,3(1),151－152.

［10］王燕. 由日本临床知情同意看医院伦理委员会的作用［J］. 中国医学伦理学,2007,
　　20(5),58－60.

［11］熊宁宁,刘海涛,李昱,等. 涉及人的生物医学研究伦理审查指南［M］. 北京:科学出
　　版社,2015.

推荐阅读

［1］威廉·奥斯勒. 生活之道［M］. 桂林：广西师范大学出版社，2007.

［2］帕克·帕尔默. 教学勇气［M］. 上海：华东师范大学出版社，2014.

［3］Margaret L，Robert B. Communication skills for medicine［M］. 3rd ed. London：Churchill Livingstone，2009.

［4］Jonathan S，Suzanne K，Juliet D. Skills for communicating with patients［M］. 3rd ed. Boca Raton：CRC press，2013.

图书在版编目(CIP)数据

医患沟通临床实践/桂永浩总主编;陈世耀,马昕本册主编. —上海:复旦大学出版社,2020.6
(2023.3 重印)
复旦大学上海医学院人文医学核心课程系列教材
ISBN 978-7-309-14884-8

Ⅰ.①医⋯　Ⅱ.①桂⋯ ②陈⋯ ③马⋯　Ⅲ.①医药卫生人员-人际关系学-医学院校-教材
Ⅳ.①R192

中国版本图书馆 CIP 数据核字(2020)第 079669 号

医患沟通临床实践
桂永浩　总主编
陈世耀　马　昕　本册主编
出 品 人/严　峰
责任编辑/王　瀛　江黎涵

复旦大学出版社有限公司出版发行
上海市国权路 579 号　邮编:200433
网址:fupnet@fudanpress.com　http://www.fudanpress.com
门市零售:86-21-65102580　团体订购:86-21-65104505
出版部电话:86-21-65642845
上海丽佳制版印刷有限公司

开本 787×1092　1/16　印张 7　字数 145 千
2020 年 6 月第 1 版
2023 年 3 月第 1 版第 2 次印刷

ISBN 978-7-309-14884-8/R · 1796
定价:35.00 元